镁基材料仿生骨功能涂层的设计与应用

Design and Application of Biomimetic Bone-Functional Coatings for Magnesium-Based Materials

牟立婷　著

化学工业出版社
·北京·

内容简介

本书聚焦可降解医用纯镁在骨缺损修复中植体感染、降解过快的问题，结合大量实验，探究纯镁载黄连素仿生骨功能涂层的构建与生物学效能。书中以纯镁为基材，激光打孔制交错环形排列的仿生骨多孔结构，经梯度电压超声微弧氧化制备陶瓷涂层，以聚乳酸-羟基乙酸为偶联剂负载黄连素，形成复合涂层。通过多种设备分析涂层结构与耐蚀性，结合体外模拟体液浸泡、药物释放检测、抗菌及动物植入实验，明确最优工艺，证实该涂层能控释药物、抗菌、促骨整合，为镁基金属材料在医用领域应用提供理论基础，可供相关学科人员及医疗器械研发者参考。

本书可供材料科学与工程、生物医学工程、口腔医学、骨科等领域从事生物医用材料研究的科研人员、工程师及研究生阅读，也可作为医疗器械研发企业相关技术人员的参考资料，助力推动镁基材料在骨缺损修复领域的临床转化与应用。

图书在版编目（CIP）数据

镁基材料仿生骨功能涂层的设计与应用 / 牟立婷著.
北京 : 化学工业出版社, 2026. 3. -- ISBN 978-7-122
-49873-1

Ⅰ. R318.17

中国国家版本馆 CIP 数据核字第 202622BU45 号

责任编辑：刘丽宏　李佳伶　　　装帧设计：刘丽华
责任校对：王鹏飞

出版发行：化学工业出版社
（北京市东城区青年湖南街 13 号　邮政编码 100011）
印　　装：涿州市般润文化传播有限公司
710mm×1000mm　1/16　印张 10　字数 185 千字
2026 年 3 月北京第 1 版第 1 次印刷

购书咨询：010-64518888　　　售后服务：010-64518899
网　　址：http://www.cip.com.cn
凡购买本书，如有缺损质量问题，本社销售中心负责调换。

定　　价：79.00 元

前言

在科技不断进步的当下，生物医用材料对功能集成化的需求日益提升，这推动着镁基材料表面改性技术的创新发展。纯镁及镁合金因具备良好的生物相容性与可降解性，成为骨缺损修复领域的潜在材料，但其在生理环境中降解速率远超骨生长速率，且易引发植体感染，严重制约临床应用。表面改性技术作为调控镁基材料性能的核心手段，通过多技术复合可实现降解速率与骨生长速率的匹配，并赋予材料抗菌、促骨整合等功能，对提升镁基材料生物医用性能、拓展应用场景具有关键意义，彰显出广阔的发展前景与市场潜力。

本书聚焦纯镁基生物医用材料的改性与功能化，深入阐述镁基微弧氧化涂层、镁超声微弧氧化/浸提中药提取物涂层构建、组织结构、性能及腐蚀行为，同时探讨了涂层的形成机制、诱导磷灰石生成机理、体内体外腐蚀机理、药物缓释机理和骨整合能力。本书共5章，主要内容包括：纯镁微弧氧化仿生骨生物复合涂层的构建与工艺优化；纯镁微弧氧化载黄连素仿生骨功能涂层的组织结构、耐蚀性能；载黄连素仿生骨的体外抗菌性与细胞学行为；载药涂层仿生骨植入后的安全性、药物释放规律及骨整合能力，为镁基材料在骨缺损修复领域的应用提供系统理论支撑与技术参考。

本书由佳木斯大学牟立婷执笔完成，课题组成员在资料收集整理等方面做出了贡献，在此一并感谢。

本书的编写工作得到了国家自然科学基金（31370979）、黑龙江省自然科学基金（YQ2022E042）、黑龙江省博士后资助项目（LBH-Z23297）、黑龙江省教育厅基本科研业务费基础研究项目（2023-KYYWF-0585）、佳木斯大学博士专项科研基金启动项目（JMSUBZ2021-09）、佳木斯大学国基培育项目（JMSUG-PZR2023-011）的资助。

由于笔者水平有限，书中难免有不足之处，敬请各位专家和读者朋友批评指正。

著者

目 录

5 纯镁载黄连素仿生骨功能涂层体内植入研究

117

1

绪论

1.1 引言

由于交通事故频发、恶性肿瘤发病率升高、老龄化人口逐渐增多等诸多原因，骨缺损概率明显增加[1]。不论是创伤性、非创伤性骨坏死，还是各种原因导致的骨折、骨缺损，一直都是不可忽视的临床难题。随着生物可降解材料的发展，金属骨修复生物材料正在发生一场革命，已经从生物学惰性变为具有生物活性、可降解性和多种生物学功能[2]。纯镁具有良好的骨诱导性、自发降解性和生物安全性，在骨修复材料领域常用于骨固定[3]。但在临床应用过程中发现，镁的降解速率高于成骨速率，且降解产物不利于骨性结合。另外，植体易引发感染。为解决材料与组织间生物性结合差的问题，仿骨材料应运而生。仿骨材料保留原有材料特性，可以通过调整孔隙率和孔径，达到与机体骨匹配的弹性模量。另外，仿生结构增加基体表面积，利于组织在内部生长，进而增强基体与骨组织的生物性结合。因此，制备一种具有良好骨整合性能的仿生骨材料尤为重要。

纯镁表面超声微弧氧化（Ultrasonic micro-arc oxidation，UMAO）已被证明是一种有效的表面改性技术，可提高材料的耐蚀性和骨诱导性[4]。因此，学者们试图在 UMAO 表面上复合其他表面改性技术[5-7]。Peng 等[8] 在 UMAO 涂层上制备植酸葛根素涂层，涂层的耐腐蚀性比 UMAO 更好，并加速磷灰石的矿化，改善生物活性。Wang 等[9] 在纯 Mg 基材上制备 UMAO/壳聚糖/淫羊藿涂层，发现中草药提取物涂层可增强纯 Mg 的耐腐蚀性和生物活性。然而，药物释放快且浓度低。此外，其促进骨骼生长的能力以及抗菌作用未能达到预期效果。因此，研究一种具有长效抗菌和促进骨生长作用，并能调节和控制降解速率和生物活性的涂层，是解决镁作为骨缺损材料根本问题的方法。

随着药物控释技术的发展，药物可控释放、延长释放时间、提高病灶部位药物浓度成为可能，为骨损伤术后感染的治疗提供了新思路。聚乳酸-羟基乙酸共聚物（PLGA）通常作为药物释放的载体[10]，广泛用于制药和医学材料领域。Sevostyanov 等[11] 制备了含有 PLGA 的三重抗结核药物涂层，该涂层可以稳定、缓慢释放药物，使病灶局部药物浓度保持较高水平。研究发现，PLGA 降解产物为酸性，镁降解产物为碱性，微环境的 pH 值在一定程度上被中和，从而有效调节材料的强度[12]。

纯镁作为骨固定材料的研究虽然取得一定进展，在临床上也显示出一定疗效，但仍达不到满意的效果，引入药学因素，以利于更好地抗菌和促进成骨。在传统中医学中，常服用中药汤剂促进骨愈合和再生，疗效显著。研究发现[13]，给老年大鼠服用黄连素 1 个月，成骨细胞增殖和分化显著增强。还有研究表明[14]，黄连素可增加成骨细胞中碱性磷酸酶活性。此外，黄连素还具有促进免疫功能、抗炎、抗病毒、杀菌、抗肿瘤、增强心血管功能、无毒副作用、价格低廉等优点，具有很高的药用价值和保健价值[15]。由此看来，在骨骼缺损修复方面，中药具有很大的优势。但将其作为功能材料应用于骨缺损材料的研究鲜有报道。

一种理想的骨缺损植入材料应具有仿骨、成骨高效且能自身充当治疗药物等多方面优点。因此，本文以纯镁为基础材料，按照骨结构制备仿生骨，通过选用合适的偶联剂，将中药作为骨功能材料载入，形成具有抗菌-促骨的仿生载药涂层，由内而外的仿生骨结构利于组织血管生成，局部药物释放高效杀菌，实现骨整合的目的。

1.2 生物医用多孔材料

在临床上，因创伤、肿瘤、退变、畸形等引起的骨缺损疾患正逐年增加。当缺损范围较大，超过机体自修复能力时，多采用在缺损区域植入生物材料的方法进行修复或重建。常用的修复材料有天然骨骼、高分子材料、生物陶瓷、金属材料[16]。

1.2.1 天然骨

自体骨具有良好的机械性能，并且骨诱导、骨传导及成骨性能良好，是最佳的内植入材料，但是自体骨存在手术创伤过大、骨量有限、有感染风险和引起额外失血等问题，临床应用受到限制[17]。同种异体骨如牛骨，存在价格昂贵、免疫排斥、创口愈合缓慢甚至感染、骨诱导能力差和传播疾病等问题，还涉及伦理问题，发展前景欠佳[18]。人体矿化骨主要由多孔结构的羟基磷灰石/胶原复合材料组合而成，包括骨板和哈弗系统，内层为多孔的松质骨，外层为致密的皮质骨[19]。皮质骨弹性模量高、韧性较低，作为内部易碎松质骨组织的保护层，在人体中起主要结构支撑的作用[20]。松质骨的抗压强度范围为 7～10 MPa，其特点是较低的弹性模量和较高的孔隙率（30%～90%），孔隙度高，对局部细胞活动敏感，是代谢活动主要发生的地方。皮质骨和松质骨的结合使骨骼具有独特的机械结构。研究发现较小的孔径（<75 μm）适合于形成纤维组织，而中间孔径（75～100 μm）和较大孔径（>200 μm）分别适用于形成未矿化和完全矿化的骨组织。人体骨的形成至少需要 100～150 μm，如要血管化则应大于 300 μm[21]。通常，推荐孔径范围为 50～1000 μm 用于细胞生长和完全恢复。另外，孔连通性是非常重要的参数，也是体内营养物质运输的重要途径。

根据以上结构特点，骨组织缺损修复材料应设计为仿骨连通结构，以提高成骨细胞接种的密度，并利于营养成分的供给和代谢产物的排放，促使接种的成骨细胞通过孔隙向周围扩散，便于神经和血管的生成，使骨与植入材料的界面处形成生理性结合。因此，研究者将目光转向多孔生物陶瓷、多孔高分子和多孔金属材料的研究。

1.2.2 多孔生物陶瓷

多孔生物陶瓷是具有一定生物功能的陶瓷材料[22]。分为活性陶瓷和惰性陶瓷，常见活性陶瓷有磷酸钙、羟基磷灰石和生物玻璃。常见的惰性陶瓷有氧化锆、氧化铝。磷酸三钙（Tricaiciumphosphate，TCP）生物相容性好，与损伤部位结合好，且无排斥反应。磷酸三钙在体内降解缓慢，能提供大量的钙和磷元素，进而促进骨生成。鉴于其具有的优越性，磷酸三钙常作为骨缺损材料，是骨缺损修复的热门研究内容[23]。根据结晶度的差异分为两种类型：α-磷酸三钙和β-磷酸三钙。α 型自身溶解度大，植入后降解速度过快，材料体内降解与新骨形成速度不匹配。β-磷酸三钙为三维立体、多孔性结构，降解缓慢，各孔隙之间相互连接，能达到吸附成骨细胞的作用[24]，在骨修复上广泛应用。

研究人员多使用表面涂层或添加剂处理修饰三磷酸钙，以增强其成骨作用。研究表明，该材料在体外有效诱导肿瘤细胞死亡，显著抑制小鼠肿瘤生长，促进骨间充质干细胞的附着和增殖，为治疗骨肿瘤切除后的骨缺损提供新的思路。Shiyuan Yao 等[25] 开发了一种由压电薄膜 P(VDF-TrFE)-BTO 与壳聚糖衍生物/改性细胞外基质/CeO_2@PDA 纳米复合水凝胶构成的双层伤口敷料，在超声刺激下，压电层产生电场抑制成纤维细胞过度增殖并调节胶原沉积；水凝胶层则提供组织黏附、抗菌及抗氧化功能。体内实验表明，该体系通过电刺激与生物活性组分的协同作用，加速伤口愈合。将 rhBMP-2 与双嘧达莫等成骨诱导因子负载于陶瓷孔道内，实现活性因子的局部缓释与定向成骨调控。通过精确调控孔径与孔隙率，促进细胞迁移与血管长入，从而增强骨整合并加速骨缺损修复[26]。研究表明，TTA CF植入物的生物力学固定强度与其在骨组织中的生物整合性能直接受到手术实施的精确度影响。精确按计划执行的截骨与植入（组1）展现出显著更高的最大失效载荷（878 N±61 N），远高于存在偏差的组别（330 N±55 N），证实了精确的植入体定位对于实现稳定的骨—材料界面和有效生物整合至关重要，是预防术后结构性并发症的关键材料学因素[27]。

羟基磷灰石（Hydroxyapatite，HA）是骨组织的重要成分。成年人体骨骼中，HA约占70%[28]。HA与骨组织键合，界面结合强度高。在临床上，HA多以涂层或颗粒的形式用于修复[29]。在复合材料中，通过调控HA的比例，赋予复合材料相应的降解速率和力学性能，从而满足不同部位骨组织缺损修复的要求。随着对HA研究的深入，发现具有连通多孔结构的HA更有利于新骨长入。Tingwei Qin[30] 通过分层3D打印技术构建了具有多级孔结构的PCL/SF/β-TCP复合支架，经NaOH表面改性后显著提升了界面活性和亲水性。该支架的力学性能与松质骨匹配，其多尺度孔隙结构协同SF/β-TCP复合体系有效促进MC3T3-E1细胞活性及新骨基质矿化成熟，突破了纯PCL材料骨再生效能不足的限制。Ruiqi Mao等[31] 通过一步固相反应制备了羟基磷灰石/镁白磷钙石双相生物陶瓷。新形成的纳米晶交织结构通过晶粒结合强化机制将断裂模式由沿晶转变为穿晶，显著提升了力学性能；同时镁离子持续释放可有效促进基质细胞成骨分化。该策略在实现机械强度与成骨活性协同增强的同时，经体内实验验证具有优异的骨再生能力。Liu Yanyan等[32] 将磷硅酸钙生物玻璃（PSCs）融入3D生物打印墨水，构建了力学性能与生物相容性近似天然皮肤的全层替代物。该含PSCs的支架在体外显著上调成血管基因表达，并在大鼠全层皮肤缺损模型中有效促进新生血管形成与伤口修复，展现出优异的促血管生成活性。

生物活性玻璃（Bioactive glass，BG）是由SiO_2、CaO、P_2O_5等成分组成的材料。通过不同方式加速伤口愈合，对软组织与骨组织的生长都呈现较好的促进作用[33]。Mandakhbayar Nandin等[34] 开发了一种钴掺杂纳米玻璃基生物活性纳米酶（CoNZ），该材料通过清除活性氧、释放钴离子并下调炎症因子，有效促进糖尿病小鼠全层皮肤伤口的血管生成与上皮再生。动物实验表明CoNZ能加速创面愈合，其疗效与临床药物去铁胺相当，为病理条件下的创面修复提供了无须药物的治疗新策略。Lin Ding等[35] 成功构建了季铵盐/生物玻璃改性的PCL/明胶静电纺丝纳米纤维膜。该敷料展现出显著的抗菌活性，并通过上调α-SMA表达，有效改善糖尿病模型中的成纤维细胞功能障碍，促进ECM重塑，在加速慢性伤口愈合的同时减少瘢痕形成。

生物惰性陶瓷中的氧化锆和氧化铝，在临床上主要是用作人工关节、颌面外科的修复牙齿和烤瓷牙的原料。生物惰性材料应用于人工关节和假牙的主要原因有[36]：耐磨性强；力学强度较高，能满足承受压力部位组织的修复要求；刚度高，内部结构不变；润滑性好；化学性质稳定；表面光滑，不易黏附细菌。Shuang Tang[37] 通过在氧化锆表面构建多孔 TiO_2 涂层，显著增加了种植体的表面粗糙度与亲水性。该改性表面在体外有效促进 MC3T3-E1 细胞增殖、铺展及成骨分化，并在大鼠股骨植入模型中证实其具有更强的骨整合能力，为增强氧化锆种植体生物活性提供了有效方法。Keppler Alexander M 等[38] 开发了一种基于磷酸钙颗粒与氧化铝增强的糊状骨缺损填充材料。体外实验证实其对前成骨细胞具有良好的生物相容性；在大鼠干骺端缺损模型中，该材料（特别是 Al_2O_3 增强组）展现出显著的骨长入能力，骨体积分数达 89.19%，优于空白对照组，体现了优异的骨传导性能。Róbert Boda 等[39] 研究发现，硅气凝胶与甲基丙烯酸酯水凝胶均能通过诱导多灶性早期骨化表现出骨诱导活性，但伴随持续的纤维肉芽肿性炎症。尽管含 β-TCP 组能生成更成熟的新骨，但所有实验组至 6 个月时仍存在未完全骨化区域及材料残留。结果表明，该类材料通过骨-纤维协同固化机制实现功能性骨修复，但完全再生需超过 6 个月。近年来，研究者[40] 将氧化铝和氧化锆复合在一起，与传统材料相比，复合材料具有较好的机械强度及韧性。

1.2.3 多孔聚合物

聚合物是指由相同的结构单元重复连接而形成的化合物。如聚四氟乙烯（PTFE）和聚甲基丙烯酸甲酯（PMMA）为常见的不可降解聚合物，常用于颅骨和颌面部重建[41]。但这些聚合物在体内存在有毒物质释放的风险，在临床应用受到限制。

天然的聚合物如蛋白类、多糖类具有良好的细胞相容性、支持血管化特性、较高的力学拉伸强度、抗菌能力、生物降解性且降解产物无毒副作用[42]。Liaqat I 等[43] 通过合成氧化锌-壳聚糖纳米复合膜（ZnOCh），表征结果证实 ZnO 纳米颗粒成功掺入。该材料在 14 天内显示高生物降解率（96.5%），并对红霉素耐药菌株呈现显著抗菌活性（抑制区达 19.6 mm），能有效延长食品保质期，表明其可作为环保包装替代品。Liu Y 等[44] 开发了一种负载季铵化壳聚糖修饰 GaMOF 与甲氧西林的径向定向多孔冷冻凝胶。该材料的定向多孔结构可有效引导成骨细胞长入、促进骨整合。体外及体内实验证实，该冷冻凝胶能有效对抗耐药菌并引导感染性骨缺损的骨再生。PLLA 和 PLGA 与人体弹性模量相近，生物相容性好，可通过调节聚合物比例来调整降解时间，且降解产物无毒副作用[45]。PCL 弹性模量较低，自身降解缓慢，具有较好的药物缓释作用[46]。制备的多孔结构，孔隙相互连通，孔隙率及孔径满足骨组织的条件，实验结果证实，孔洞更有利于细胞黏附和增殖。

1.2.4 多孔金属

在众多的骨修复材料中，金属钛和镁最为常用[47]。钛合金是骨损伤治疗中常用的材料。多孔结构植入物的设计利于细胞增殖及骨骼向内生长。多孔钛及其合金在骨缺损替代材料中的应用较为成熟，因此对其多孔金属人工骨的研究已成为国际生物材料学界的前沿热点问题。目前，多孔钛及其合金和多孔镍钛形状记忆合金已应用于临床，但是在应用中存在许多严重问题，如生物相容性和力学相容性差等[48]。寻找一种可应用于临床医学且性能优良的多孔金属材料已成为研究热点。

相比于钛合金、不锈钢等不可降解的医用金属内植入物材料，镁及其合金具有与自然骨接近的机械性能和良好的生物性能。镁是活泼金属，可在体内降解[49]，可以让患者避免二次手术带来的感染风险和术后创口疼痛。镁的密度为 1.738 g/cm^3，人体密质骨密度为 1.75 g/cm^3，两者密度极其接近。成年人体内镁离子的含量为 25 g，其中半数存在于骨骼中。数据显示，人体每天需要摄入一定量的镁，成人 280～300 mg/d、儿童 250 mg/d、婴幼儿 80 mg/d。人体血浆中镁的浓度维持在（1.98±0.27）mmol/L，身体可进行正常生理活动，超过 3 mmol/L 即出现中毒症状[50]。这些数据说明金属镁具有良好的生物相容性，但体内镁离子过量则会造成中毒和子痫。镁在体内降解，产生镁离子、氢气，少量的代谢产物能被机体迅速代谢。秦嘉硕[51] 研究发现，镁离子主要通过尿液排出体外，而纯镁及合金存在着降解速度快、碱化、溶血等问题，导致纯镁及镁合金没有发挥应有的作用而失效。

为解决医用纯镁及镁合金降解速度过快的难题，学者进行了大量研究，主要有两种控制途径：其一，在镁合金熔炼加工制造过程中提高纯度或通过添加合金元素。其二，表面改性，如离子注入、微弧氧化（MAO）、电化学技术等。杨祎璠[52] 通过微弧氧化在 AZ31/LZ91 镁合金表面成功构建 V_2O_3 或 ZrO_2 改性陶瓷涂层，相较于未涂层基体，涂层试样自腐蚀电位显著正移，腐蚀电流密度降低约三分之一，极化电阻提高约两倍。中性盐雾实验证实，涂层可将基体的防护周期延长至 3～7 天，显著提升了镁合金的耐腐蚀性能。Bellavia D 等[53] 对经超塑成型及水热/溶胶-凝胶表面处理的 AZ31 镁合金植入体进行评估，其中水热处理显著延缓体外降解，而溶胶-凝胶处理则加速降解并增加氢释放。尽管所有植入体均显示良好的生物相容性与成骨能力，但表面处理组的骨-植入体接触显著低于未处理合金，表明其在改善降解性能的同时，需进一步优化骨整合效果。Adel M 等[54] 通过绿色方法合成氮掺杂石墨烯（Gr）并用于增强环氧涂层。结果表明，仅添加 0.02 wt% Gr 即可使涂层耐磨性能较纯环氧涂层降低 70%，石墨烯与基体间的强界面结合及其良好的分散性，有效阻碍了裂纹扩展，显著提升了涂层的力学性能与耐久性。

1.3 多孔镁制备方法

目前，发泡法、冶金法、3D 打印法和激光打孔法可用于制备仿骨多孔镁，每种方法又细分为几种不同的方法[55]。理想的金属多孔材料应具备以下特征[56]：具有支持细胞黏附、增殖的多孔结构；贯通的孔结构，利于营养物质及废物的运输；具有与自然骨相匹配的力学性能；结构具有可加工性、可重复性，能加工成临床要求的形状和尺寸。

1.3.1 发泡法

发泡法是在金属中加入发泡剂或惰性气体，形成大量气泡，凝固得到多孔结构。例如，将外来的 N_2 和 CO_2 通入金属熔体，从而形成所需的内部多孔结构[57]。通常通过控制发泡剂与熔体金属的混合比例来控制材料孔径。生产过程中引入的发泡剂越多，孔隙率越高。一般孔径在 40～800 μm 之间。该方法的主要缺点在于不能产生完全互连的孔。对于这一问题，研究者提出解决该问题的方法，即使用二级发泡剂。在垂直方向上触发二次发泡反应以产生更高的孔隙率和连通的通道，该方法有效地提高了支架结构内部的孔隙率和互连性[58]。1956 年，Elliott[59] 利用直接发泡法，首次制造出多孔金属。也有研究使用可溶性 NaCl 粒子制作发泡剂，凝固成块，将温度为 700～730 ℃的液态金属镁注入孔隙中，过滤融掉其中固态的氯化钠颗粒，可以得到特殊结构的通孔多孔镁[60]。研究发现填充物改善了基材的机械性能，在随后的临床试验中发现，多孔结构增强了细胞黏附和向内增殖，具有出色的生物相容性和骨传导特性。但是镁化学性质活泼，易氧化、燃烧，甚至发生爆炸，因此对实验和生产过程控制等方面有较高的要求。

1.3.2 粉末冶金法

粉末冶金法是将金属粉体压缩成形，在一定温度及压强下将其烧结成形，通过调整粉体的粒径大小，控制材料的孔径和孔隙率。该方法简单，但孔隙率较低[61]。

1.3.3 增材制造法

因肿瘤、骨结核、外伤等骨科疾病导致的骨缺损部位的形状较不规则，常规的制备方法生产周期长，产品的尺寸及形状不能满足骨缺损部位的要求，最终影响修复效果。增材制造法可以便捷、快速、高效地为患者设计所需要的材料，符合患者需求。增材制造（Additive Manufacturing，AM），又称 3D 打印，融合了计算机设计，按照烧结、光固化等方式进行堆积，制造实体的技术[62]。Zhang W等[63] 通过向WAAM制备的Al-5Mg合金中添加TiC颗粒，发现0.6 wt% TiC可使平均晶粒尺寸显著细化，并协同提升材料硬度和摩擦学性能，有效降低摩擦系数与磨损率，但过量添加将因颗粒团聚导致耐磨性下降。此外，间充质基质细胞的成骨分化和相关成骨标记物的表达均较强。实验组缺损部位新骨生长情况明显优于对照组。然而，在不可降解生物金属方面，3D技术比较成熟；可降解金属中，高熔点的Fe合金打印技术较成熟，而低熔点的镁和锌由于易气化、不易成型，且Mg在热量输入过高时易燃烧，有安全隐患[64]。作为一项新技术，3D打印技术一方面成本较高，另一方面在技术突破上仍存在许多挑战。

1.3.4 激光法

激光打孔是以激光作为能量载体，将激光束会聚到极小范围内，在照射点形成小孔洞，通过调节光斑大小控制孔洞大小[65]。孔隙均匀且相互贯通，孔径、孔隙率、孔排布可根据需求调节。Ding X等[66] 采用飞秒激光在钛合金表面构建微纳复合结构，该结构通过增强表面疏水性和诱导晶粒细化，显著提高了材料耐腐蚀性，其腐蚀电流密度较未处理样品降低一个数量级。分子动力学模拟证实微纳结构增强了钛与溶液界面的结合能，促进了稳定钝化膜的形成。但该结构对细胞增殖能力有轻微抑制。Boinovich B L等[67] 通过结合电弧喷涂、激光加工与疏水化处理在镁合金表面构建超疏水铝涂层。该涂层具有卓越的机械化学稳定性：接触角长期保持>165°，耐腐蚀电流密度低于3×10^{-8} A/cm^2，并在砂粒磨损后仍能维持超疏水状态，显著提升了镁合金的耐久性与适用性。

多孔镁在生物医学材料领域发挥重要作用，并取得令人满意的成果，但作为一种修复材料，在人体植入时间有限。如果受损的骨组织还没有完全治愈，或者还处于消炎期，没有治愈的迹象，镁合金就会自动降解消失[68]。不仅如此，当医用多孔镁植入体内时，体液中含有的酸性离子通过多孔镁表面保护膜腐蚀基材，使镁合金腐蚀得更快。在炎症器官组织中，多孔材料会更快地被腐蚀性体液分解。镁的迅速分解会导致大量氢气的产生和释放，氢气的积聚会引起气泡，也会使组织周围的pH值上升，影响缺损组织的治愈和新骨形成，进而引发局部组织骨溶解和溶血反应等一系列异常反应[69]。因此，医用多孔镁材料还要解决的问题是，在生理学环境下，如何控制降解速度过快、腐蚀速度过快等问题[70]。

1.4 医用多孔镁金属材料表面改性方法

纯镁及镁合金表面改性是解决上述问题的重要方法。微弧氧化、离子注入、化学转化膜、有机高分子膜、溶胶-凝胶、沉积涂层等已成为医用镁表面处理研究的热点[71,72]。在众多的表面处理技术中，微弧氧化技术在可降解医用镁表面形成生物涂层，可作为骨内固定材料及骨缺损替代材料而被认为是极具应用前途的方法[73]。

微弧氧化技术采用脉冲电流，因此不会对材料的相关力学性能造成损害。微弧氧化形成的氧化膜具有绝缘、均匀的特性，因此，它与金属基体连接较为紧密，不易脱落。在金属表面形成粗糙陶瓷层，利于细胞的黏附[74]。经微弧氧化后，大大提高金属材料的硬度、耐腐蚀性和耐磨性，并且设备相对容易操作，经济实惠且环保[75]。许多学者在此方向进行研究，Reddy 等[76] 在镁表面制备了微弧氧化涂层，涂层强度和硬度更高，抗腐蚀性更好。Tariq 等[77] 通过超声微弧氧化技术对镁合金进行表面处理，发现氧化后的镁合金作为骨固定材料在体内的时间长达半年之久，而且镁离子的浓度在血液中处于参考范围内。焦佐军等[78] 研究发现，利用微弧氧化技术处理后的镁合金可以提高其耐蚀性和耐磨性。王何瀛等[79] 通过微弧氧化、电泳沉积 CuO 纳米颗粒及涂覆自修复聚氨酯，在 AZ31B 镁合金表面构建多层复合涂层。优化电泳参数（30 V/60 s）后，涂层腐蚀电流密度低至 7×10^{-9} A/cm^2，经 480 h 盐雾试验无腐蚀，且聚氨酯层展现自修复能力与 5B 级结合力，显著提升了长效防护性能。然而，微弧氧化技术过程中的弧光放电过程会导致形成的氧化膜中存在不同大小的微孔和裂纹，作为体内植入材料来说并不适合。要想实现长期抗腐蚀，就需要填补氧化过程中形成的裂纹和缝隙。因此在现有镁合金微弧氧化涂层技术的基础上，制备多级复合涂层，填充涂层的孔洞，是骨缺损修复材料的重要研究方向[80]。

1.5 聚乳酸-羟基乙酸在生物材料中的应用

聚乳酸-羟基乙酸是一种可以降解的高分子化合物。如图 1-1 所示，当 m 与 n 之比为 1∶1 时，记为 PLGA(50∶50)，表示此聚合物是由 50%乳酸和 50%羟基乙酸组成，降解时间约为 1 至 2 个月；当 m 与 n 之比为 3∶1 时，记为 PLGA(75∶25)，4～5 个月降解完[81]。PLGA 具有较好的生物相容性，被美国食品药品监督管理局（FDA）认证批准，是可用于人体的生物医学材料。

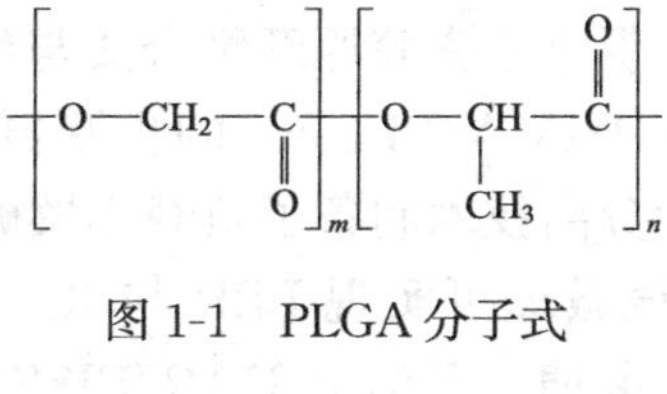

图 1-1　PLGA 分子式

郑凯宁等[82] 通过动物实验评估了载 PLGA 涂层的纯镁植入体在家兔下颌骨中的性能。结果表明，与微弧氧化涂层相比，PLGA 涂层能有效减缓镁基体降解速率，并显著促进新骨生成与骨结合，展现出更优的骨整合性能。Liu S 等[83] 通过3D打印与飞秒激光制备了不同镁含量的Mg-MC/PLGA支架。体外及体内实验表明，5% Mg掺杂支架在细胞相容性、增殖迁移、成血管与成骨活性方面表现最优，能显著促进骨缺损修复，提高新生骨体积、骨小梁厚度及生物力学强度，展现出优异的骨再生能力。Bardizadeh 等[84] 通过电沉积与浸涂法在镁表面构建nHA/PLGA双层涂层（厚度为20～30 μm）。该涂层与基体结合牢固，显著提升耐腐蚀性，使腐蚀电位正移、电流密度降至0.37 $\mu A/cm^2$，并有效抑制镁离子释放，促进细胞增殖，兼具良好的力学性能与生物相容性。LinLin L 等[85] 制备了载紫杉醇（PTX）的PLGA涂层镁基编织支架。该涂层使支架径向支撑力由33 N提升至83 N，并实现PTX的持续缓释。体外实验表明，涂层可有效促进成纤维细胞凋亡，动物实验中支架能在3周内维持食管通畅，减轻炎症与纤维组织增生，显示出治疗良性食管狭窄的潜力。然而，骨损伤部位药物浓度低，是骨损伤感染难以治疗的关键问题，也是细菌容易形成耐药性的原因之一。在骨损伤部位植入药物，使药物在损伤部位达到高浓度，可抑制并杀死细菌，对骨损伤等疾病的治疗具有重要价值。

1.6 材料表面载药在骨科中的应用

理想的骨科医用材料表面涂层应具备良好的耐蚀性、生物相容性、骨整合性以及长期缓慢释药性能[86]。研究者越来越重视材料表面的载药研究，研究焦点主要集中在生长因子和小分子药物[87,88]。生长因子通过独特的信号通路诱导骨损伤部位生成血管，并促进相应的成骨细胞增殖、分化，如骨形态发生蛋白(BMP)、转化生长因子（TGF）、成纤维细胞生长因子（bFGF）、血管内皮生长因子（VEGF）等[89]。Wang X 等[90] 通过水热法在钽表面构建含锶羟基磷灰石的涂层，该涂层显著提升了材料的亲水性、蛋白吸附及 Sr^{2+}/Ca^{2+} 释放能力。体内外实验证实其具有优良的生物相容性与骨整合性能，并首次通过多组学分析揭示其通过上调Itga6激活PI3K/AKT通路以促进成骨分化的机制。Liu S 等[91] 将羟基磷灰石（HAp）微球封装于透明质酸水凝胶中，系统评估其在皮肤再生中的应用。结果表明，HAp通过激活钙信号通路与运动蛋白信号通路，显著增强成纤维细胞功能，促进正常胶原纤维合成与细胞外基质（ECM）重塑，展现出优于传统填充材料（PMMA/PLLA）的皮肤再生与抗衰老效果。Chen L 等[92] 通过带电液射流与相分离技术制备了负载小檗碱（BBR）和DOPA-IGF-1的PLGA/HA复合微球。该微球可实现BBR与IGF-1的持续释放，协同促进MC3T3-E1细胞成骨分化，并通过激活IGF-1R/PI3K/AKT/mTOR通路增强成骨相关基因表达与矿化。大鼠颅骨缺损实验证实其能有效促进骨连接与缺损修复。然而，生长因子在体内的半衰期很短，易降解和失活，很难达到理想的治疗效果。常用的补救措施是使用超生理剂量的生长因子，但会引起多种并发症，例如患者呼吸急促、水肿、炎症等。另外，生长因子价格昂贵，造成患者的经济负担[93]。为了解决这些问题，开发一种价格便宜且能长期控制释放、具有增强成骨生物活性的药物是非常必要的。

回顾药物研究的历史，小分子药物一直发挥着举足轻重的作用，包括西药和中药。在骨损伤治疗中，常用的西药有辛伐他汀、芬戈莫德、地塞米松、维生素D3、泰洛隆等[94]。Faria 等[95] 发现阿仑膦酸钠（ALN）除通过抑制破骨细胞形成与功能直接降低骨吸收外，还通过调控细胞外囊泡（EVs）的分泌影响骨微环境。高浓度 ALN 可改变破骨细胞源性 EVs 的数量与粒径分布，使其向<100 nm 的外泌体亚群富集，进而可能调节细胞间通信，间接影响成骨活动，从多途径协同维持骨代谢平衡。黄惠敏等[96] 通过去卵巢法构建骨质疏松模型大鼠，采用 TMT-LCHspall、Enpp3、Unc45a、Myh9、Cant1 等关键节点蛋白 MS/MS 蛋白质组学技术分析腰椎组织，结果发现阿仑膦酸钠可能通过调控泛酸与辅酶 A 合成通路调节骨代谢。中医药是中华民族的瑰宝。在传统中医学中，常服用一些中药汤剂促进骨愈合和再生或治疗骨疾病，且疗效显著。常见治疗骨折的中药材有淫羊藿、骨碎补、杜仲、补骨脂、续断等。这些中药材通过多种通路促进成骨细胞形成、抑制破骨细胞对骨的吸收[97-99]，最终达到目标治疗效果。Rajesh K 等[100] 开发了一种基于梯度孔隙羟基磷灰石（HA）涂层的创新载药系统，通过将药物封装于壳聚糖-明胶复合微球（GDC）并经真空浸渍填充，构建双重药物缓释屏障。该系统实现了 33.20 $\mu g/mm^2$ 的高载药量和长达 810 小时的持续释放，使断裂韧性提升 48%，有效抑制裂纹扩展，同时兼具优良的抗菌活性和细胞相容性。Mohamed Hamdy Helal 等[101] 通过构建犬类牙周骨缺损模型，证实负载庆大霉素的壳聚糖微球/β-磷酸三钙/明胶复合支架能显著促进新生骨组织、牙骨质及牙周结构再生，其修复效果显著优于未载药支架组及单纯清创对照组。Qi Desheng 等[102] 构建了多孔聚醚醚酮支架负载万古霉素热响应水凝胶系统，体外对 MRSA 抗菌率达 99.7%，体内实验证实其具有显著抗菌活性，且材料具有高孔隙率与适宜力学性能，在骨修复中展现出应用潜力。Fufen Li 等[103] 构建了由胶原、胺化生物玻璃及 Mg-MOF-74 组成的复合支架，并经氧化淫羊藿苷功能化。结果表明，该材料通过席夫碱反应增强界面结合，实现药物缓释，并协同促进成骨分化、血管生成及抗炎活性，在骨再生领域展现出应用潜力。

黄连素又称小檗碱（Berberine，BR），是中药黄连的有效成分，在抗菌消炎方面应用广泛。李雪琪[104] 研究发现，载黄连素的硫酸钙/磷酸钙复合颗粒在体外实验中证实其有效抗菌并促进成骨分化；大鼠感染性骨缺损模型显示，中低浓度组（≤750 $\mu g/mL$）在实现 100%抑菌率的同时显著促进骨修复，且无细胞毒性，展现出良好的应用潜力。Zhou Y 等[105] 通过试验证明黄连素可以提高矿化骨含量（BMD），并且可以抑制破骨活性，对骨质疏松症起到一定的治疗作用。

Han 等通过临床研究，对患者的血清和骨钙素等相关指标进行检测，证实口服黄连素对骨质疏松症有一定的治疗和预防作用，能更好地进行骨代谢[106]。研究发现[107]，黄连素可以提高 BMD，并且在一定程度上抑制脂肪细胞的分化，调节骨组织的代谢，有效抑制骨质疏松，促进骨细胞生长的作用。Ding Z 等[108]研究发现，小檗碱处理后成骨细胞碱性磷酸酶提高，小檗碱对钙化结节形成效果显著，黄连素可预防激素诱发的骨质疏松。以上研究表明，黄连素作为黄连等传统药物中的主要有效成分，既拥有良好的抗菌消炎效果，又能促进成骨细胞增殖、分化，并抑制破骨细胞分化等药理作用。

1.7 多孔镁在骨缺损修复上的应用分析

综上所述，骨组织缺损材料的研究虽然取得很大进展，在临床上也显示出一定的疗效，但仍达不到满意的效果。尤其是可降解医用镁作为骨缺损修复材料的研究较少，其主要存在以下几个待解决的问题：

① 初期降解过快，降解速度与新生骨组织生成速度不匹配。

② 材料表面光滑无孔，与人体骨组织不能形成良好的生物性结合，影响植入体的稳定性。

③ 骨缺损患者多采用长期口服药物进行治疗，导致“全身高浓度、局部低浓度”，且长期用药对肝肾功能造成损害，而缺损局部药物浓度低，易形成感染。

④ 在当前骨组织修复学领域里，无论是诱骨功能材料的使用、仿生基质矿化，还是中草药治疗骨科疾病的研究，都还基本处于分散独立的状态，很少有人将上述各方法的优势有效结合。

围绕上述问题，本书提出激光脉冲打孔制备仿生骨多孔镁，对其进行超声微弧氧化表面改性，制备出微纳米级孔洞，并自组装包裹有抗菌-促骨的中药缓释涂层，最终形成的激光打孔层利于组织和血管长入；超声微弧氧化涂层结构为纯镁基底形成致密阻挡层，表面多孔可控层，对体液浸润达到可控；PLGA 及黄连素药物涂层满足生物性能和降解调控的功能，降解产物利于吸收，并有促进骨生长的作用；涂层功能化设计由底至表具有亲水-抗菌-促骨生长的功能，由内而外利于组织血管生成，同时达到重建骨组织稳定性、局部高效杀灭细菌及骨整合的目的。

参考文献

[1] Letizia M T. Key Challenges in Diamond Coating of Titanium Implants：Current Status and Future Prospects [J]. Biomedicines，2022，10 (2)：3149-3157.

[2] Filipović U，Dahmane G R，Ghannouchi S，et al. Bacterial adhesion on orthopedic implants [J]. Advances in Colloid and Interface Science，2020，283 (7)：102228-102265.

[3] Wenqing L，Chao Z，Hongwei Z，et al. Recent advances in 3D printing of biodegradable metals for

orthopaedic applications [J]. Journal of Biological Engineering，2023，17 (1)：45-56.

[4] 王占营，马颖，安守静，等. 电解液配方对纯镁微弧氧化膜层耐蚀性的影响 [J]. 材料导报，2023，37 (15)：173-182.

[5] Yu Y，Lu Y，Zhang T，et al. Biomaterials science and surface engineering strategies for dental peri-implantitis management [J]. Military Medical Research，2025，12 (3)：354-392.

[6] Seo J，Lim J，Chang H，et al. Sustaining Surface Lithiophilicity of Ultrathin Li-Alloy Coating Layers on Current Collector for Zero-Excess Li-Metal Batteries [J]. Small，2024，20 (47)：2988-3012.

[7] Zhou W，Feng S，Chu X，et al. Effect of collagen crosslinkers on sodium hypochlorite treated dentin bond strength：a systematic review and meta-analysis [J]. Frontiers in Bioengineering and Biotechnology，2025，13 (2)：7158-7166.

[8] Peng S，Li M，Wang J，et al. Corrosion behavior and biological activity of micro-arc oxidation coating with puerarin on pure magnesium surface [J]. Results in Physics，2019，12 (8)：1481-1489.

[9] Wang J，Li M，Zhang D，et al. Corrosion resistance and cell compatibility in vitro of Chinese herbal extract coating on magnesium [J]. Results in Physics，2019，12 (9)：1465-1474.

[10] Trujillo-Nolasco M R，Morales-Avila E，Ocampo-García E B，et al. Preparation and in vitro evaluation of radiolabeled HA-PLGA nanoparticles as novel MTX delivery system for local treatment of rheumatoid arthritis [J]. MAT SCI ENG C-MATER，2019，103 (5)：109766-109778.

[11] Sevostyanov M，Baikin A，Sergienko K，et al. Biodegradable stent coatings on the basis of PLGA polymers of different molecular mass，sustaining a steady release of the thrombolityc enzyme streptokinase [J]. Reactive and Functional Polymers，2020，150 (14)：104550-104564.

[12] Yang Q，Lou S，Zhang Y，et al. NIR-II Responsive Multifunctional Scaffold Enabling "Kill-Modulation-Build" Synergistic Therapy for Infectious Bone Defects [J]. Adv Sci，2025，18 (9)：8948-8955.

[13] 杜倩. 黄连素影响根尖周炎牙槽骨吸收的实验研究 [D]. 成都：四川大学，2021.

[14] Groza A，Hurjui E M，Alexe Y A S，et al. Influence of Electron Beam Irradiation and RPMI Immersion on the Development of Magnesium-Doped Hydroxyapatite/Chitosan Composite Bioactive Layers for Biomedical Applications [J]. Polymers，2025，17 (4)：533-535.

[15] Berger L，Dolert S，Akhmetshina T，et al. In vivo performance of lean bioabsorbable Mg-Ca alloy X0 and comparison to WE43：Influence of surface modification and alloying content [J]. Bioactive Materials，2025，44 (4)：501-515.

[16] Takazawa S，Kato Y，Ichikawa K，et al. Combined high tibial osteotomy and osteochondral autograft transplantation for medial osteoarthritis with concomitant lateral femoral condyle cartilage lesions：A retrospective study [J]. Knee，2025. 20 (08)：33-35.

[17] Harris B A，Oni K J. Cruciate-Retaining Primary Total Knee Arthroplasty Using Conventional Instrumentation：Technical Pearls and Intraoperative Considerations [J]. BJS Essential Surgical Techniques，2024，14 (3)：13-23.

[18] Liu S，Zhou S，Zou T，et al. 3D-Printed Multidimensional Bionic Mg-MC/PLGA Composite for Tailored Repair of Segmental Long Bone Defects [J]. Advanced Healthcare Materials，2025，23 (3)：43-59.

[19] Wang C，Fan M，Heo C S，et al. Structure，Mechanics，and Mechanobiology of Fibrocartilage Pericellular Matrix Mediated by Type V Collagen [J]. Advanced Science，2025，12 (32)：

14750-14770.

[20] Wei J, Haiying M, Shuyan Z. Applications of 3D Bio-Printing in Tissue Engineering and Biomedicine [J]. Journal of Biomedical Nanotechnology, 2021, 17 (6): 1989-2006.

[21] Sun W, Wu Y, Sha J, et al. Metal semiconductor materials in bone diseases: properties, applications, and future perspectives [J]. Burns & trauma, 2025, 13 (6): 89-106.

[22] Wang M W, Liu J C, Sung M L. Process Modeling and Micromolding Optimization of HA and TiO_2 Reinforced PLA/PCL Composites for Cannulated Bone Screws via AI Techniques [J]. Materials, 2025, 18 (17): 4192.

[23] Liu X, Wang B, Ma J, et al. 3D-printed heterogeneous biomimetic scaffold utilizing TEMPO oxidized and mineralized bacterial cellulose nanofibers for osteochondral regeneration [J]. Carbohydrate Polymers, 2025, 370 (7): 124366-124387.

[24] Döding A, Güllich A, Koch S, et al. Human platelet-derived extracellular vesicle fractions modulate bone cell metabolism and biologize volume-stable β-TCP matrix in vitro [J]. BMC Medicine, 2025, 23 (1): 569-579.

[25] Yao S, Chen T, Liu Z, et al. A dual-layer chitosan-based conductive hydrogel and piezoelectric film for ultrasound-driven wound repair and scar reduction [J]. Carbohydrate Polymers, 2025, 37 (12): 4305-4321.

[26] Sheikh Z, Nayak V V, Daood U, et al. Three-Dimensional Printing Methods for Bioceramic-Based Scaffold Fabrication for Craniomaxillofacial Bone Tissue Engineering [J]. Functional Biomaterials, 2024, 15 (3): 60-71.

[27] Yauheni Z, Paulina P, Angelika T, et al. Mechanical Testing of the New Cage for Tibial Tuberosity Advancement with the Cranial Implant Fixation (TTA CF) Technique Ex Vivo Study on Sheep Model [J]. Animals, 2022, 12 (16): 2013-2031.

[28] Xiaolian N, Longfei W, Mengjie X, et al. Electrospun polyamide-6/chitosan nanofibers reinforced nano-hydroxyapatite/polyamide-6 composite bilayered membranes for guided bone regeneration [J]. Carbohydrate Polymers, 2021, 260 (11): 7769-7789.

[29] Lopes M, Grenho L, Manrique Y, et al. Bone regeneration driven by a nano-hydroxyapatite/chitosan composite bioaerogel for periodontal regeneration [J]. Frontiers in Bioengineering and Biotechnology, 2024, 12 (13): 55950-55962.

[30] Qin T, Lian X, Ullah A, et al. The multi-scale porous and hydrophilic 3D printed polycaprolactone/silk fibroin/β-tricalcium phosphate bone scaffolds effect on femoral defect repair [J]. International Journal of Biological Macromolecules, 2025, 330 (14): 8230-8255.

[31] Mao R, Yang Y, Li D, et al. One-step solid phase reaction-induced hydroxyapatite/magnesian whitlockite bioceramics for enhanced bone regeneration [J]. Acta biomaterialia, 2025, 205 (4): 672-686.

[32] Yanyan L, Xin L, Haitao G, et al. 3D bioprinting bioglass to construct vascularized full-thickness skin substitutes for wound healing [J]. Materials Today Bio, 2024, 24 (15): 899-912.

[33] Condron N B, Kester B S, Tokish J M, et al. Nonoperative and Operative Soft-Tissue, Cartilage, and Bony Regeneration and Orthopaedic Biologics of the Shoulder: An Orthoregeneration Network (ON) Foundation Review [J]. Functional Biomaterials, 2021, 37 (10): 3200-3218.

[34] Nandin M, YunSeong J, Ahmed E, et al. Double hits with bioactive nanozyme based on cobalt-doped nanoglass for acute and diabetic wound therapies through anti-inflammatory and pro-angiogenic

functions [J]. Bioactive Materials，2024，31 (5)：298-311.

[35] Ding L，Lin H，Yang Z，et al. Polycaprolactone/gelatin-QAS/bioglass nanofibres accelerate diabetic chronic wound healing by improving dysfunction of fibroblasts [J]. Biological Macromolecules，2024，283 (2)：6699-6712.

[36] Hunckler M D，Levine A D. Navigating ethical challenges in the development and translation of biomaterials research [J]. Frontiers in Bioengineering and Biotechnology，2022，10 (15)：9280-9292.

[37] Tang S，Wang Y，Ma P，et al. Porous titania-coated zirconia：preparation and osteogenic performance evaluation [J]. RSC advances，2025，15 (34)：27452-27466.

[38] Keppler A M，Saller M M，et al. Bone defect reconstruction with a novel biomaterial containing calcium phosphate and aluminum oxide reinforcement [J]. Orthopaedic Surgery and Research，2020，15 (1)：287-299.

[39] Boda R，Hegedűs V，Manó S，et al. Morphologic Pattern Differences in Reconstructive Tissue Repair of Bone Defects Mediated by Bioactive Ceramics and Hydrogels：A Microscopic Follow-Up Evaluation of Re-Ossification [J]. Gels，2025，11 (7)：529-542.

[40] 王仍，徐国庆，储开慧，等. 不同深宽比 GaAs 衬底的 Al_2O_3/HfO_2 复合薄膜材料原子层沉积及能谱分析 [J]. 红外，2021，42 (12)：1-5.

[41] 张瀚方，孙国姝，孙中毅. 钴铬合金烤瓷全冠和氧化锆全瓷冠修复种植体的疗效对比 [J]. 中国美容医学，2025，34 (05)：143-147.

[42] Amiryaghoubi N，Fathi M，Pesyan N N，et al. Bioactive polymeric scaffolds for osteogenic repair and bone regenerative medicine [J]. Med Res Rev，2020，40 (5)：1833-1870.

[43] Liaqat I，Shiza，Andleeb S，et al. Synthesis and Characterization of Nanomaterial-Coated Chitosan-Based，Biodegradable Film for Antimicrobial Food Packaging [J]. Basic Microbiol，2025，42 (12)：31-53.

[44] Liu Y，Yuan K，Lin Y，et al. Directional Freeze Casting Cryogel Loaded with Quaternized Chitosan Modified Gallium Metal-Organic Frameworks to Capture and Eradicate the Resistant Bacteria for Guided Regeneration in Infected Bone Defects [J]. Adv Mater，2025，37 (9)：4437-4467.

[45] Gong M，Zha Y，Lu S，et al. Efficacy and safety of the low-temperature-derived 3D printed biodegradable Mg-containing composite porous scaffold for bone defect repair：A prospective and multi-center randomized controlled trial [J]. Biomaterials，2025，32 (9)：7123-7251.

[46] 欧阳思慧，佘加，陈先华，等. 可降解镁基复合材料的制备及其在骨科领域的研究进展 [J]. 金属学报，2025，61 (3)：455-474.

[47] Lacin N，Sfeir C. Magnesium-Based Resorbable Biomaterials：Biological Effects to Clinical Use [J]. Dental Research，2025，22 (13)：345-378.

[48] Gmitro S，Larraza A，Sotoudehbagha P，et al. In vitro and in vivo biodegradation and biocompatibility assessment of magnesium composites for bone implants [J]. Frontiers in Bioengineering and Biotechnology，2025，13 (13)：5918-5976.

[49] Zhang X，Li H. A comprehensive review on the role of lithium in biodegradable metals [J]. Acta biomaterialia，2025，55 (2)：84-106.

[50] Zheng Q，Zhuang Z，Li Y，et al. Preclinical study on the application of biodegradable pure magnesium mesh in abdominal wall defect repair：Material characterization，biocompatibility，and regenerative mechanisms [J]. Biomaterials Applications，2025，88 (2)：366-398.

[51] 秦嘉硕．低合金含量 Mg-Al-Mn 系合金第二相调控、腐蚀行为及微弧氧化复合涂层的研究［D］．长春：吉林大学，2025.

[52] 杨祎璠．镁合金表面可控吸辐比微弧氧化热控陶瓷涂层制备及性能［D］．哈尔滨：哈尔滨工业大学，2023.

[53] Bellavia D，Paduano，Brogini S，et al. In vitro and in vivo characterization of novel magnesium alloy implants enhanced by hydrothermal and sol-gel treatments for bone regeneration［J］．Materials Chemistry B，2025，55（2）：945-987.

[54] Adel M，Fathy S D，Eneen E A O. Correction：Environmentally sustainable epoxy nanocomposite coating reinforced with chitosan derived nitrogen doped graphene for enhanced corrosion resistance and mechanical performance［J］．Scientific Reports，2025，15（1）：35003-35023.

[55] 程春龙，周高林，渠博，等．多孔镁合金制备技术研究进展与展望［J］．铸造技术，2025，46（7）：615-625.

[56] Paloma G J，Mañosa J，Alameda M A，et al. Development of Alternative Porous Magnesium Potassium Phosphate Cements as Thermal Insulating Materials［J］．Materials，2025，18（17）：3946-3978.

[57] Liu C，Obinna O，Banthia N，et al. Preparation of foam concrete with enhanced thixotropy and optimized pore structure by combining internal foaming method and nanofibrillated cellulose（NFC）［J］．Cement and Concrete Composites，2025，164（10）：6271-6321.

[58] Rupesh D，Abhishek G. Morphological evaluation of microcellular foamed composites developed through gas batch foaming integrating Fused Deposition Modeling（FDM）3D printing technique［J］．Cellular Polymers，2021，40（6）：244-266.

[59] Elliott J C. Method of producing metal foam［P］．US，2751289，1956.

[60] Song Y，Zhao Q，Xue C，et al. Long-term durability of sustainable all-solid waste-based foamed geopolymers：Hydrophobic modification for chemical resistance and heavy metal solidification［J］．Building Engineering，2025，11（11）：3582-3612.

[61] Yin J，Han Z，Fang L X. High surface quality electrochemical machining of powder metallurgy superalloys：A solvent-driven electrochemical approach across broad current densities［J］．Corrosion Science，2026，25（8）：113374-113398.

[62] Kumar V，Hassen A A，Kunc V，et al. Genesis of a novel high-rate composite manufacturing process using large-scale additive manufacturing-compression molding（AM-CM）system：Possibilities and limitations［J］．Composites，2026，30（9）：113101-113154.

[63] Zhang W，Yin S，Zhang G，et al. Effect of TiC particles on microstructure and wear performance of Al-5Mg alloy fabricated by wire arc additive manufacturing［J］．Composites Communications，2025，60（42）：102607-102625.

[64] Wei R，Ma K，Fu Y，et al. Ignition and combustion characteristics of micron-sized Al-Mg alloy particles in water vapour atmosphere［J］．Combustion and Flame，2025，28（2）：114482-114495.

[65] Zhang B L，Yuan S B，Cai C Y，et al. Millisecond-nanosecond-combined pulse laser drilling technology optimized by a BP neural network［J］．Applied Optics，2025，64（23）：6618-6623.

[66] Ding X，Yang L，Xie Z，et al. Enhancing corrosion resistance of titanium surface with hierarchical micro/nanostructure fabricated by femtosecond laser processing［J］．Surfaces and Interfaces，2025，62（35）：106281-106293.

[67] Boinovich B L, Domantovsky G A, Emelyanenko M A, et al. Synergism of Arc Spraying, Laser Processing, and Hydrophobization for Long-Lasting Corrosion Protection of MA8 Magnesium Alloy [J]. Advanced Engineering Materials, 2024, 27 (2): 2401708-2401726.

[68] Verro V, Franco D F, Pavia C F, et al. Chemical and electrochemical surface treatments to grow magnesium hydroxystannate/manganese stearate coating for tuning biodegradation rate of AZ31 for bioresorbable implants [J]. Electrochimica Acta, 2025, 52 (5): 146159-146159.

[69] 周承昊，李帅韬，李亚豪，等. 医用镁及其合金表面改性自组装涂层的研究进展 [J]. 材料保护，2025，58 (9)：48-60.

[70] Morimiya K, Manaka Y, Niwa T, et al. Improvement of bending formability of AZX612 magnesium alloy by surface texture control utilizing shot peening [J]. Materials Characterization, 2025, 22 (9): 115633-115642.

[71] Wang R, Wang C, Wang P, et al. Effect of Rare Earth Element La on Hot Tearing Susceptibility and Fluidity of AZ80 Magnesium Alloy [J]. Metalcasting, 2025, 32 (11): 1-18.

[72] 潘力，李玉磊，汪路伟，等. 镁合金微弧氧化涂层微缺陷结构特征及应用 [J]. 材料热处理学报，2025，46 (7)：235-249.

[73] He J, Yang Z, He W, et al. Preparation of nanometer TiO_2-ZnO composite dispersion and its effect on the performance of magnesium alloy micro-arc oxidation film layer [J]. Materials Science, 2025, 60 (34): 1-21.

[74] 齐华荣，冯军，袁绍华，等. 镁合金微弧氧化金刚石掺杂涂层制备的研究 [J]. 材料保护，2025，58 (8)：128-139.

[75] Wang T, Xu P, Wang X, et al. Fabrication of a super-hydrophobic sealing silane film with anti-corrosion, wear-resistant and self-cleaning properties via electrodeposition on a micro-arc oxidized aluminum alloy [J]. Surface & Coatings Technology, 2025, 51 (6): 132693-132712.

[76] Reddy K A K, Devi R K, Dondapati S. Enhanced bioperformance of micro arc oxidation-coated ZM21 Mg alloy by incorporating silicate-based bio ceramics [J]. Surfaces and Interfaces, 2025, 73 (12): 107494-107513.

[77] Tariq R M H, Chaudry M U, Asif Z, et al. Investigating the role of Al_2Ca particles in the corrosion behavior of AZX311 Mg alloy in chloride and sulfate electrolytes [J]. Electrochimica Acta, 2025, 54 (3): 147546-147556.

[78] 焦佐军，吴量，郁富兵，等. 镁合金微弧氧化/MgLiAl-LDHs三元水滑石复合自修复涂层 [J]. 表面技术，2025，54 (15)：33-46.

[79] 王何瀛，孟欣雨，马佳莉，等. 镁表面微弧氧化/CuO纳米粒子/聚氨酯复合涂层的构建及耐腐蚀性能研究 [J]. 表面技术，2025，54 (15)：108-119.

[80] 潘力，李玉磊，汪路伟，等. 镁合金微弧氧化涂层微缺陷结构特征及应用 [J]. 材料热处理学报，2025，46 (7)：235-249.

[81] Athanasiou K, Darling M E, Hu C J. Articular Cartilage Tissue Engineering [M]. Morgan & Claypool Publishers: 2009, 18 (12): 324-342.

[82] 郑凯宁，肖月，李慕勤，等. 纯镁载聚乳酸-乙醇酸膜层的体内骨结合与降解行为 [J]. 口腔颌面外科杂志，2020，30 (5)：279-284.

[83] Liu S, Zhou S, Zou T, et al. 3D-Printed Multidimensional Bionic Mg-MC/PLGA Composite for Tailored Repair of Segmental Long Bone Defects [J]. Advanced Healthcare Materials, 2025, 22

(7)：1938-1952.

[84] Bardizadeh M M，Aboudzadeh N，Khavandi A，et al. A bilayer coating of nHA/PLGA to progress Mg corrosion resistance and cytocompatibility for orthopedic application [J]. Materials Research and Technology，2024，29 (8)：2483-2492.

[85] LinLin L，Juan Q，ChuHui Z，et al. Biodegradable PTX-PLGA-coated magnesium stent for benign esophageal stricture：an experimental study [J]. Acta Biomaterialia，2022，14 (6)：495-505.

[86] Dwyer Kiera D，Kant Rajeev J，Soepriatna Arvin H，et al. One Billion hiPSC-Cardiomyocytes：Upscaling Engineered Cardiac Tissues to Create High Cell Density Therapies for Clinical Translation in Heart Regeneration [J]. Bioengineering，2023，10 (5)：578-591.

[87] Bose S，Sarkar N. Natural Medicinal Compounds in Bone Tissue Engineering [J]. Trends Biotechnol，2020，38 (4)：404-417.

[88] Tang W，Yu W，Wang J，et al. Enhancement and orchestration of osteogenesis and angiogenesis by a dual-modular design of growth factors delivery scaffolds and 26SCS decoration [J]. Biomaterials，2020，23 (2)：119135-119148.

[89] 柳剑，刘庆，黄野，等．生长因子促进膝软骨再生：研究热点的文献计量学分析 [J]. 中国组织工程研究，2025，29 (29)：6351-6359.

[90] Wang X，Chen T，Pan P，et al. Rapid osteointegration with a strontium-containing hydroxyapatite coating on tantalum by activating Itga6-PI3K/AKT signaling pathway [J]. Materials Today Bio，2025，35 (10)：2284-2296.

[91] Liu S，Song L，Huang S，et al. Hydroxyapatite microspheres encapsulated within hybrid hydrogel promote skin regeneration through the activation of Calcium Signaling and Motor Protein pathway [J]. Bioactive Materials，2025，50 (12)：287-304.

[92] Chen L，Tian M，Yang J，et al. Berberine-Encapsulated Poly (lactic-co-glycolic acid) -Hydroxyapatite (PLGA/HA) Microspheres Synergistically Promote Bone Regeneration with DOPA-IGF-1 via the IGF-1R/PI3K/AKT/mTOR Pathway [J]. Molecular Sciences，2023，24 (20)：15403-15416.

[93] Kun L，FengQing W，Ming Z，et al. Economic optimization of expression of soluble human epidermal growth factor in Escherichia coli [J]. Biotechnology Letters，2022，44 (12)：1401-1414.

[94] Khalid I S，Wang R，Mrad A T，et al. Association of Osteoporosis and Bone-Strengthening Medications with Postoperative Outcomes Following Transforaminal Lumbar Interbody Fusion [J]. World Neurosurgery，2025，12 (4)；553-564.

[95] Faria D P L，Chavez A E V，Holliday S L. Alendronate Alters the Release of EVs by Raw 264.7 Osteoclasts [J]. Histochemistry Society，2025，73 (9)：79540-79553.

[96] 黄惠敏，谢冰颖，黄景文，等．阿仑膦酸钠治疗骨质疏松模型大鼠机制的串联质量标签蛋白质组学分析 [J]. 中国组织工程研究，2024，28 (16)：2505-2511.

[97] 韩一旦，张海凤，许云腾，等．淫羊藿苷通过 caveolin-1/Hippo 信号通路促进 BMSCs 成骨分化改善骨代谢紊乱的机制研究 [J]. 中国中药杂志，2025，50 (03)：600-608.

[98] Xu J，Deng W，Zhu X，et al. Potential efficacy and mechanisms of icariin for the animal model of osteonecrosis of the femoral head [J]. Frontiers in Pharmacology，2025，16 (15)：8971-8981.

[99] Ma D，Zhu Z，Tan X，et al. Validation of Peripheral Neuromodulation Mechanisms of Icariin in Knee Osteoarthritis-Related Chronic Pain [J]. Cellular and Molecular Medicine，2024，28 (23)：70223-70244.

[100] Rajesh K，Khatua C，Singh P，et al. Microsphere embedded hydroxyapatite coating on metallic implant for sustained drug release in orthopedic applications [J]. Drug Delivery Science and Technology，2024，98 (10)：5840-5862.

[101] Helal H M，Alsherif A A，Hamdy Y，et al. A novel approach utilizing B-tricalcium phosphate/gelatin composite scaffolds incorporated with gentamycin-loaded chitosan microspheres for periodontal regeneration in two-wall intra bony defects [J]. Oral Biology and Craniofacial Research，2025，15 (6)：1696-1709.

[102] Desheng Q，Ningning W，Yuanqiang C，et al. Application of Porous Polyetheretherketone Scaffold/Vancomycin-Loaded Thermosensitive Hydrogel Composites for Antibacterial Therapy in Bone Repair [J]. Macromolecular Bioscience，2022，22 (10)：114-126.

[103] Li F，Gong M，Chen Y，et al. Construction of oxidized icariin functionalized collagen composite with promoting osteogenesis，vascularization and anti-inflammatory properties potential for bone repair application [J]. European Polymer，2024，20 (5)：2755-2768.

[104] 李雪琪 . 载黄连素硫酸钙（CSH/β-TCP/BBR）颗粒抗菌性、生物安全性及骨修复功能的研究 [D]. 广州：南方医科大学，2023.

[105] Zhou Y，Li Y M，Li Y C，et al. Effective mechanism of polysaccharides from Erxian herbal pair in promoting bone repair in traumatic osteomyelitis by activating osteoblast GPR41 and inhibiting the MEK/ERK/MAPK signalling axis [J]. Biological Macromolecules，2025，30 (7)：141858-141869.

[106] Han Y S，Kim K Y. Coptidis Rhizoma Water Extract Attenuates RANKL-Induced Osteoclast Differentiation via MAPK，Akt，and NF-κB Pathways and Prevents Ovariectomy (OVX) Mediated Bone Loss [J]. Molecular Sciences，2025，26 (17)：8707-8717.

[107] Wang H，Qian J. Picroside II regulates the YY1/TGFβ1 axis by inhibiting osteoblast ferroptosis to alleviate symptoms of postmenopausal osteoporosis [J]. Cytotechnology，2025，77 (3)：114-126.

[108] Ding Z，Wang T，Wen S，et al. Berberine Loaded-Mineralized Bilayer Membranes Enhance Osteogenic Differentiation and Promote Calvarial Defects Regeneration [J]. Applied Polymer Science，2025，142 (43)：57667-57677.

2

纯镁UMAO/PLGA仿生骨生物复合涂层构建

2.1 引言

骨组织具有复杂多孔立体的特点，是人体最重要的组织之一，骨缺损材料仿骨设计必然要以自然骨的结构和力学性能为参照。为满足新生骨细胞的生长条件、增加细胞生长和融合的速度，植入材料应为立体交错贯通的多孔结构[1]。实验前期研究表明，通过超声微弧氧化工艺形成的陶瓷涂层，涂层表面存在的微孔结构会成为侵蚀基体的通道，无法实现对基体的有效保护[2]。故有必要制备一种既可以提高耐腐蚀性，又能提高生物活性，具有综合性能优良的纯镁仿生骨生物涂层。

本章结合骨组织结构特点，设计纯镁的仿生骨孔隙结构。通过表面形貌及元素分析、断面形貌及元素分析，确定最佳超声微弧氧化工艺。采用浸渍提拉的方法，在超声微弧氧化纯镁表面制备 PLGA 复合涂层。考察 PLGA 不同浓度、浸提时间对生物涂层组织性能、结合力、耐腐蚀性及诱导磷灰石能力的影响，确定最佳工艺参数，为后续制备载药功能涂层提供最佳制备工艺。

2.2 仿生骨结构设计及构建

2.2.1 孔设计原则

大于 200 μm 的孔结构，利于细胞黏附和增殖；200～500 μm 的孔径可以为新骨提供运输营养物质的通道；孔径为 500～700 μm，纤维细胞可以成长为纤维组织；大于 700 μm，纤维组织和血管组织可以共同长入，且骨组织的孔隙率介于 30%～95%之间[3]。为获得较高孔隙率的二维模型，微孔控制在 200～1000 μm 的范围内[4]。因此，仿生骨孔径设计应有，利于纤维长入的小孔和利于新骨生长的大孔结构。

2.2.2 孔结构设计方案

人工骨的尺寸并没有绝对的数值，应根据个体实际应用决定人工骨的大小。骨缺损部位无具体形状，但人体骨断面多呈圆形或椭圆形。本文设计的圆形骨板，孔径 0.5 mm 利于细胞迁移，孔径 1.0 mm 利于新生骨组织长入[5]。通过有限元计算及 vonmises 应力变化，发现设计大小孔相互间隔的结构后，在内层大小孔相邻处产生应力集中。同样条件下，随着两孔间距的增大，应力逐渐变小，孔间距越大，力学性能越好。考虑到实验的可行性，最后确定的实验方案为：小孔孔径 0.5 mm，大孔孔径 1.0 mm，大小孔交错环形排列。这种仿生骨的设计，外层相当于骨的致密层，内部相当于骨的疏松层，与人体骨组织结构相似，如图 2-1 所示。

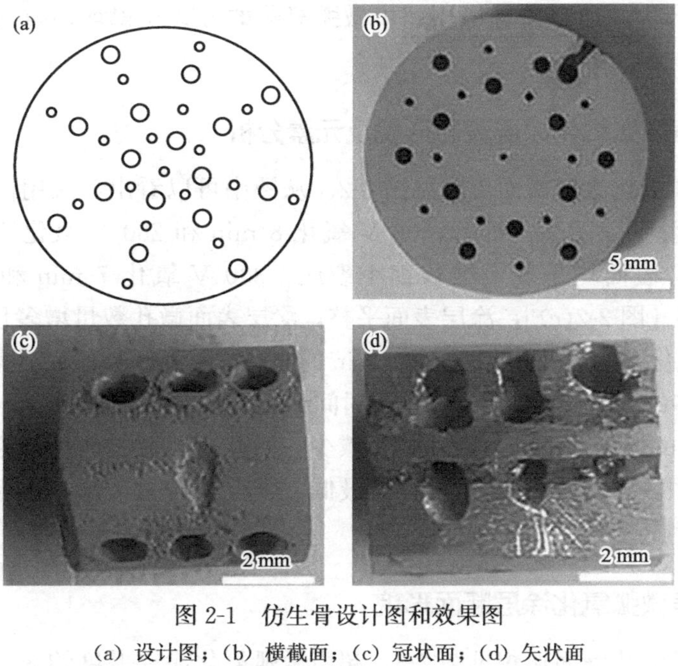

图 2-1　仿生骨设计图和效果图

(a) 设计图；(b) 横截面；(c) 冠状面；(d) 矢状面

2.3 超声微弧氧化工艺优化

超声微弧氧化电压有起弧电压和电弧电压两种[6]：当电压低于电弧电压时，

表面形成阳极氧化涂层，具有内部致密、外部疏松结构，然而孔隙均匀性较差。当电压高于电弧电压时，过大的电流在表面发生持续放电，烧毁微弧氧化涂层。当电压介于电弧电压和起弧电压之间，表面等离子体放电，产生微弧氧化，同时放热，产生大量气体，金属表面离子在高温下熔融喷射，在内部和外部均形成致密的多孔结构[7]。但研究发现，内外致密的微弧氧化涂层还存在一些裂纹，他们为溶液腐蚀基体提供了通道。

王兴平[8] 研究发现：镁及镁合金工作电压为 280～320 V 时，微弧氧化涂层总体致密性最好；起弧工作电压为 200～270 V 时，对微弧氧化涂层裂纹的愈合效果最好。因此，为获得均匀致密且裂纹少的超声微弧氧化涂层，实验采用阶梯电压的方法进行超声微弧氧化。

本实验选用前期研究工作参数，实验前期研究超声微弧氧化，涂层的制备主要采用 300 V 和 260 V 恒压模式。为获得均匀致密且少裂纹的陶瓷层，采用阶梯电压形式，一阶梯电压 300 V，二阶梯电压 260 V。一阶梯电压在表面充分发生等离子放电，形成致密结构；二阶梯电压降低可以减缓涂层生长速度，控制裂纹的产生，通过阶梯电压超声微弧氧化的方式获得均匀致密且裂纹少的陶瓷层。

2.3.1 超声微弧氧化涂层表面形貌及元素分析

超声微弧氧化涂层表面形貌见图 2-2。从图中可以看出，采用恒压 300 V 氧化 10 min 的涂层［图 2-2(a)］，300 V 氧化 8 min 和 260 V 氧化 2 min 的涂层［图 2-2(b)］，表面均呈现毛绒状细小裂纹。300 V 氧化 7 min 和 260 V 氧化 3 min 的涂层［图 2-2(c)］，涂层表面平整，涂层表面微孔数量增多且微孔贯穿性好。300 V 氧化 6 min 和 260 V 氧化 4 min 的涂层［图 2-2(d)］，涂层表面也较为平整，但有较多的裂纹存在。随着高电压时间缩短，分别氧化 5 min 和 4 min［图 2-2 (e,f)］，涂层的贯穿性下降，微孔数量减少，微孔直径减少。从相应的元素分析可以看出，图 2-2(c) 中 Mg 元素含量最低，O 元素含量最高，也表明该条件下形成的氧化物最多。

2.3.2 超声微弧氧化涂层断面形貌

超声微弧氧化断面形貌见图 2-3。超声微弧氧化涂层厚度约 3～6 μm。采用恒压 300 V 氧化 10 min 的涂层断面［图 2-3(a)］，涂层较薄，且涂层与基体结合不好。300 V 氧化 8 min 和 260 V 氧化 2 min 的涂层断面［图 2-3(b)］，涂层裂纹较多且薄厚不均匀，与基体结合不好。300 V 氧化 7 min 和 260 V 氧化 3 min 的涂层断面［图 2-3(c)］，涂层较厚，致密均匀，与基体结合较好。300 V 氧化 6 min 和 260 V 氧化 4 min 的涂层断面［图 2-3(d)］较致密，但与图 2-3(c) 相

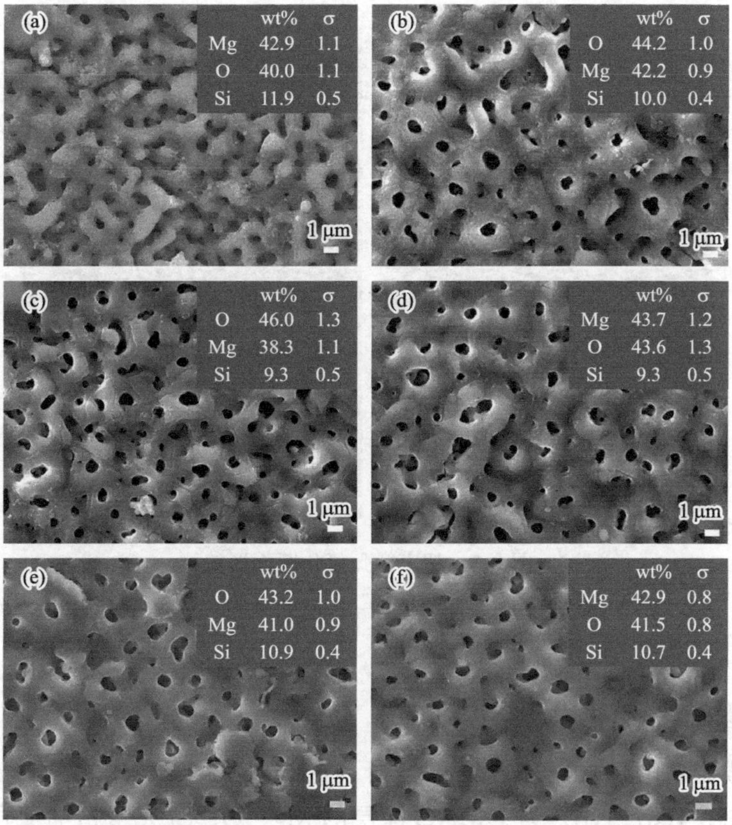

图 2-2 超声微弧氧化涂层 SEM 形貌

(a) UMAO1；(b) UMAO2；(c) UMAO3；(d) UMAO4；(e) UMAO5；(f) UMAO6

比，厚度小、与基体的结合强度较差。300 V 氧化 5 min 和 260 V 氧化 5 min 的涂层断面［图 2-3(e)］较薄，与基体结合不好。300 V 氧化 4 min 和 260 V 氧化 6 min 的涂层断面［图 2-3(f)］涂层较厚，与基体结合较好，但涂层疏松，致密性差。结合表面与断面结构，确定最佳参数为 UMAO3。

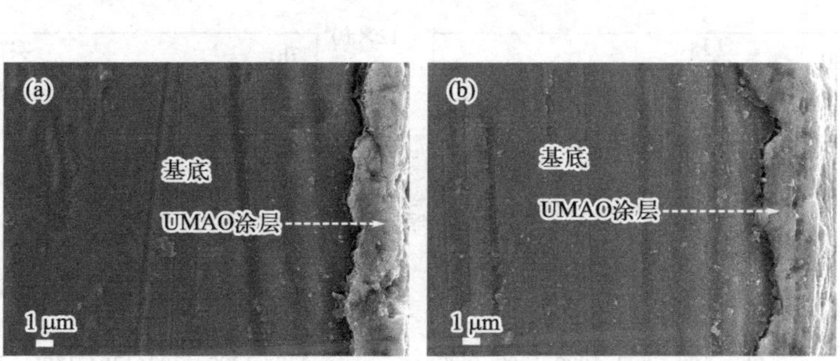

图 2-3

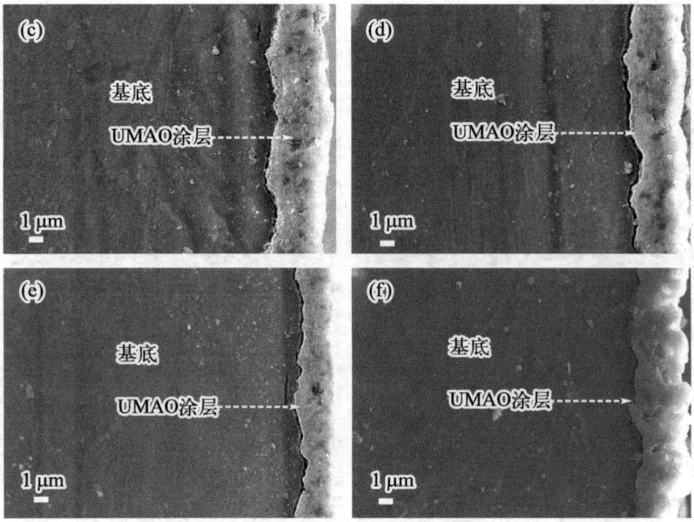

图 2-3 超声微弧氧化断面形貌

(a) UMAO1；(b) UMAO2；(c) UMAO3；(d) UMAO4；(e) UMAO5；(f) UMAO6

2.3.3 超声微弧氧化涂层结构分析

超声微弧氧化涂层的 XPS 结果见图 2-4。图 2-4(a) 为 UMAO 涂层的 XPS 全谱图。图 2-4(b)～(d) 为 UMAO 涂层的 Mg、O、Si 元素精细拟合谱图。对图 2-4(a) 涂层全谱进行分析，确定涂层的元素和化学成分。同时，UMAO 涂层的 XRD 分析见图 2-5。

在 Mg 1s 的拟合图中，1303.9 eV 和 1305.1 eV 的拟合峰表明有 Mg—O 的存在[9]。在 O 1s 的拟合图中，531.6 eV 和 536.6 eV 的拟合峰，表明有 Mg 的氧化物存在。在 Si2p 的拟合图中，101.9 eV 和 102.5 eV 的拟合峰表明镀液中的 Si 与镁结合形成化合物[10]。这些结果与图 2-5 中 XRD 结果一致。

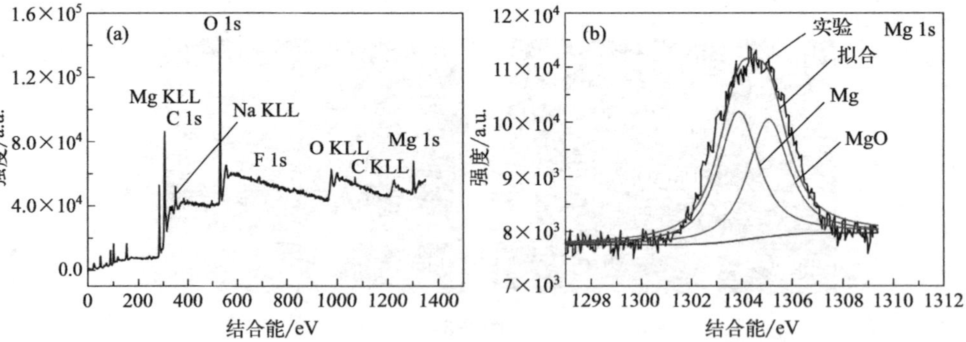

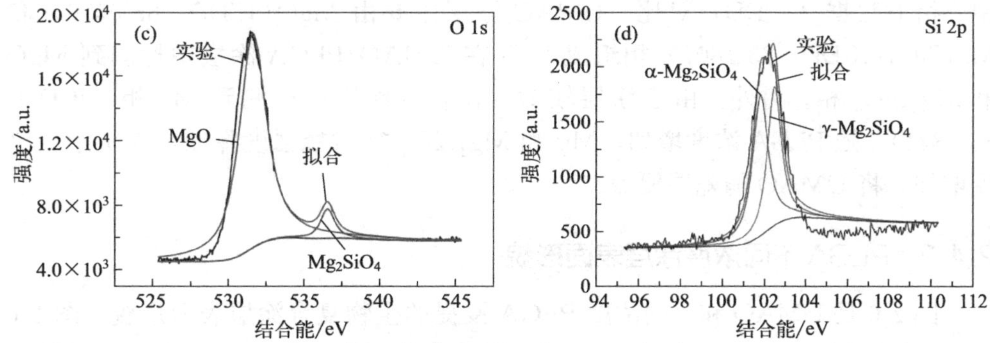

图 2-4 UMAO 涂层 XPS 谱图

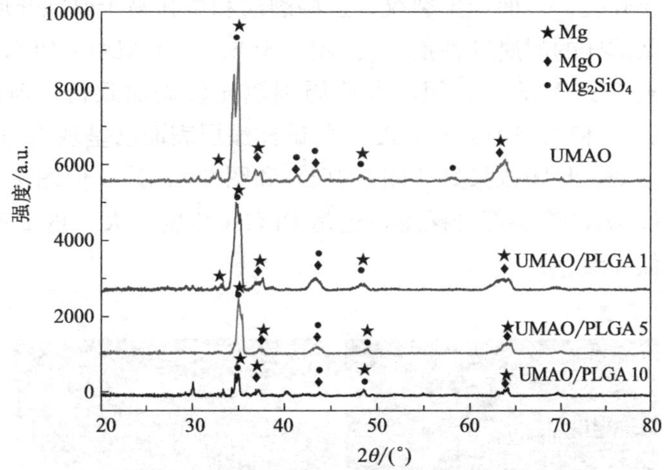

图 2-5 PLGA 不同浓度涂层 XRD 图

2.4 偶联剂 PLGA 浓度优化

采用超声微弧氧化阶梯电压工艺制备的涂层表面依然有部分贯穿孔隙，需要采用封孔工艺进一步修饰。PLGA 浓度和浸提时间直接影响涂层的封孔效果。纯镁超声微弧氧化试样负载浓度为 1%（质量分数，下同）、5%、10% PLGA，研究涂层物相组成、微观形貌、耐蚀性、pH 和失重变化，比较分析确定 PLGA 最佳负载浓度。1%、5%、10% PLGA 浓度浸提后的试样分别标记为 UMAO/PLGA 1%、UMAO/PLGA 5%、UMAO/PLGA 10%。

2.4.1 PLGA 不同浓度涂层表面物相组成

纯镁 UMAO、纯镁 UMAO 浸提 PLGA 涂层的 XRD 图谱见图 2-5。与国际中心衍射数据（ICDD）对比。UMAO 涂层主要由 MgO（ICDD：65-0476）和 Mg_2SiO_4（ICDD：83-1807）相组成[11]。在 UMAO/PLGA 涂层中检测到 MgO 和 Mg_2SiO_4 相。另外，由于涂层较薄，在各种涂层中检测到 Mg 相（ICDD：35-0821）。随 PLGA 浓度增加，Mg 和 Mg_2SiO_4 衍射峰强度降低，表明涂层厚度增加，将 UMAO 陶瓷层覆盖。

2.4.2 PLGA 不同浓度涂层表面形貌

图 2-6 是 UMAO 和不同浓度 PLGA 浸提的生物复合涂层表面形貌。图 2-6(a) 可见试样表面经过 UMAO 处理，形成凸凹不平、孔洞密集的多孔粗糙形貌，且有一定数量的裂纹。由于 UMAO 是脆性的陶瓷涂层，在氧化过程中能量冲击下导致涂层开裂，表面产生裂纹。这些裂纹和微孔易于腐蚀介质进入镁基体将其腐蚀，降低试样的耐腐蚀性能[12]。图 2-6(b) 为 UMAO/PLGA 1%，陶瓷层表面的微孔被 PLGA 部分封闭，大孔周围填充较表面致密，但填充不均匀。UMAO/PLGA 5%和 UMAO/PLGA 10%试样涂层表面已呈现均匀致密的形貌，涂层整体均匀致密，封闭效果好［图 2-6(c) 和图 2-6(d)］。但图 2-6(d) 大孔涂层部分脱落，UMAO 涂层部分裸露，这是 PLGA 浓度过大，重量较大，在大孔周围附着力降低导致。

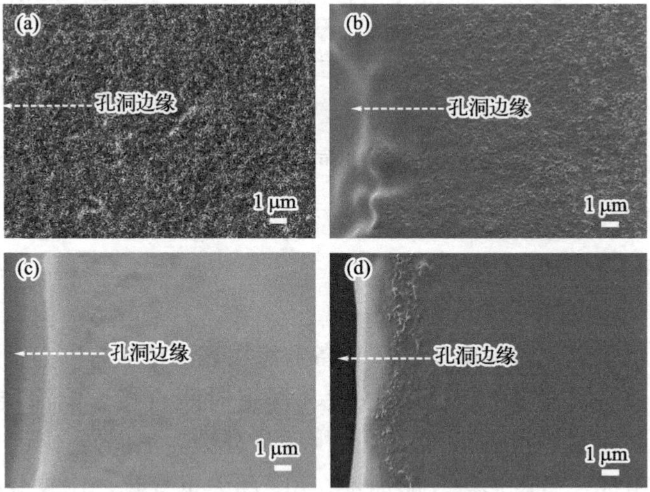

图 2-6 PLGA 不同浓度涂层 SEM 形貌

(a) UMAO；(b) UMAO/PLGA 1；(c) UMAO/PLGA 5；(d) UMAO/PLGA 10

2.4.3 PLGA 不同浓度涂层断面形貌及元素分析

图 2-7 为 PLGA 不同浓度涂层断面图。图中所示 UMAO 涂层的厚度约为

3～5 μm，如图 2-7(a) 所示。图 2-7(b) 为 UMAO/PLGA 1 的断面图，图中微弧氧化涂层与 PLGA 涂层紧密结合，形成复合涂层，其中 PLGA 涂层厚度较薄，约为 1～2 μm。图 2-7(c) 为 UMAO/PLGA 5 的断面图，图中微弧氧化涂层与 PLGA 涂层紧密结合，形成涂层较厚，约 10～12 μm，PLGA 涂层为 5～6 μm，断面厚度相对均匀，且未发现明显的放电孔隙和裂纹。图 2-7(d) 为 UMAO/PLGA 10 的断面图，图中微弧氧化涂层与 PLGA 涂层紧密性降低，但形成的复合涂层最厚，约 12～15 μm，PLGA 涂层厚度约 7～10 μm，但均匀性降低，且发现明显的放电孔隙和裂纹。随着 PLGA 浓度的增加，UMAO/PLGA 涂层的厚度逐渐增加。但增加到一定浓度时，涂层的致密性和均匀性都降低，形成的放电孔隙和裂纹等缺陷，将影响复合涂层的整体性能。结合涂层的表面和断面形貌，可以初步确定 PLGA 最佳浓度为 5%。

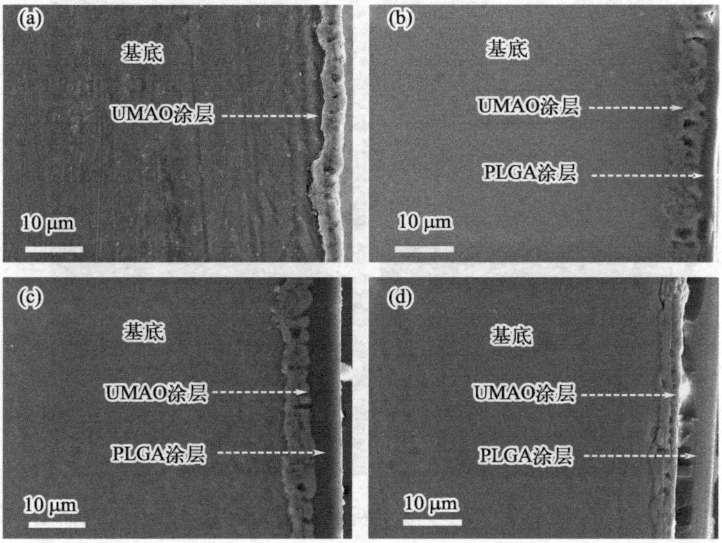

图 2-7 PLGA 不同浓度涂层断面图

(a) UMAO；(b) UMAO/PLGA 1；(c) UMAO/PLGA 5；(d) UMAO/PLGA 10

由图 2-7 可知，UMAO/PLGA 5 涂层整体效果较好，对其进行进一步分析，图 2-8 为 UMAO/PLGA 5 涂层断面结构的元素分布图及线扫描图。图 2-8(a) 为 UMAO/PLGA 5 涂层断面结构所有元素分布图，XRD 分析 UMAO 涂层主要由 Mg、MgO、$MgSiO_4$ 相组成，PLGA 主要元素组成为 C、H、O，因为 H 元素在 EDS 中不能检测，所以最终选择 Mg、Si、C、O。线扫描方向为箭头指示方向。图 2-8(b) 为 UMAO/PLGA 5 线扫描图，从图中可以看出，Mg、Si、C、O 各元素均被检测出来，从涂层到镁基体，线扫描可见镁含量逐渐升高，而 C、

O 元素主要在前期被检测出，Si 元素则主要在扫描中段检测出。图 2-8(c) 和图 2-8(f) 分别为 Mg、Si 元素分布图，因 UMAO 镀液中加入硅酸盐，所以在 UMAO 涂层处含有明显的 Mg、Si 条带。通过 C、O 元素分布图，可见连续条带，并且在 UMAO 微孔内，可见 C、O 元素存在，这表明通过浸提 PLGA 对 UMAO 贯穿孔缺陷有一定封孔作用。

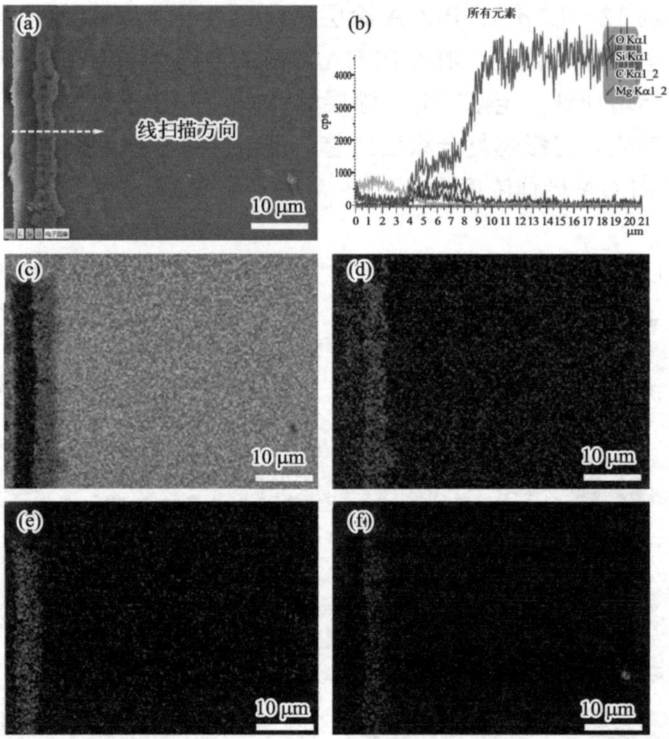

图 2-8　UMAO/PLGA 5 涂层断面结构元素分布图及线扫描图

2.4.4 PLGA 涂层结构分析

PLGA 5%涂层的 XPS 谱图如图 2-9 所示。图 2-9(a) 为 PLGA 5%涂层 XPS 全谱图；图 2-9(b)～(d) 分别为 PLGA 涂层的 C 1s、O 1s 和 Si 2p 的 XPS 精细拟合谱图。通过图 2-9(a)，确定涂层的化学成分和元素状态。以 PLGA 5%涂层为例，进一步对 PLGA 涂层进行峰分析。图 2-9(b) 中，拟合峰在 284.5 eV、284.6 eV、285.2 eV、286.8 eV、287.1 eV、289.1 eV 分别为 C═C、C—H、C—C、C═O、C—O 和 COOR 官能团[13]。这与 PLGA 中存在 C 的结构相吻合。图 2-9(c) 中，O 1s 图谱被拟合为 3 个峰，分别为—OH(531.9 eV)、C—O

(532.7 eV) 和 O—C═O(533.2 eV)，均来自 PLGA[14]，表明 PLGA 涂层的形成。图 2-9(d) 分别为 PLGA 涂层的 Si 2p 的 XPS 谱图，负载 PLGA 后，涂层中 Si 的强度降低。

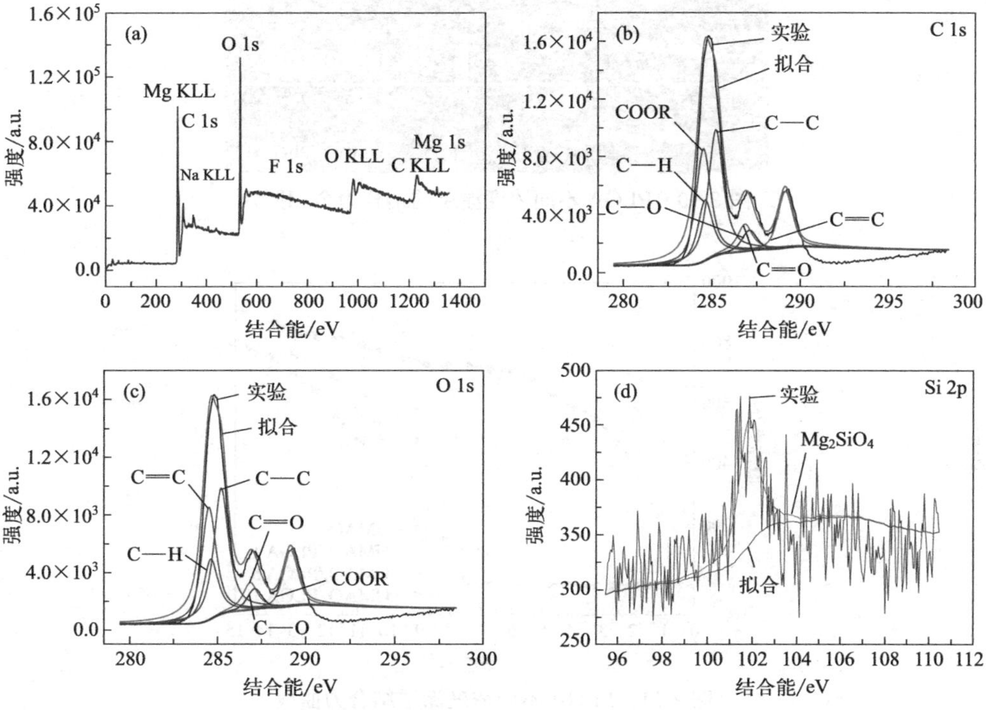

图 2-9　PLGA 5%涂层 XPS 谱图

2.4.5 PLGA 不同浓度涂层结合力

图 2-10 是不同浓度 PLGA 复合涂层的结合力金相照片。从以下几张图对比分析可以看出，适当增加 PLGA 浓度，可增加结合强度。当 PLGA 浓度为 5%，即 UMAO/PLGA 为 5 时，涂层并没有立即发生失效，且失效距离最长，涂层结合力更好。

不同浓度的 PLGA 涂层结合力曲线见图 2-11。曲线第一个变化值作为涂层的临界载荷，反映基体与涂层的结合力大小，临界载荷越大表明基体与涂层的结合越好[15]。由图 2-11 可知，UMAO 涂层的临界载荷为 3.3 N，而经过 1%、5%、10%的 PLGA 处理后，临界载荷分别为 6.3 N、7.0 N、7.5 N。UMAO/PLGA 5 涂层与基体的结合强度最好。PLGA 溶于二氯甲烷溶液中后，羰基表面有大量的孤对电子，与金属镁表面的空轨道形成稳定的体系，使 UMAO/PLGA 涂层的结合力增大。

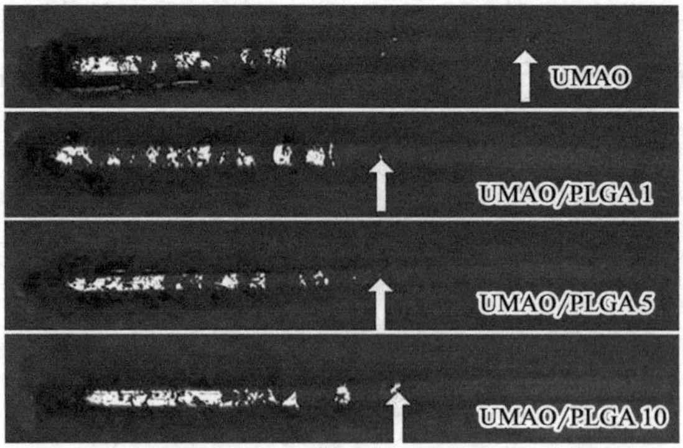

图 2-10　PLGA 不同浓度涂层的结合力金相照片

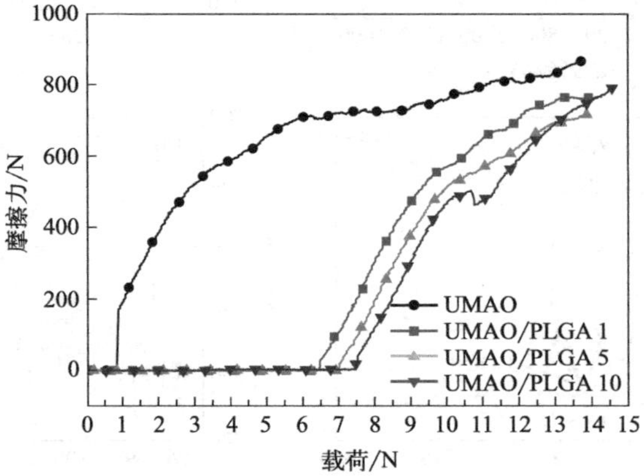

图 2-11　PLGA 不同浓度涂层结合力曲线

2.4.6　PLGA 不同浓度涂层表面润湿性

图 2-12 是 UMAO、UMAO/PLGA 1、UMAO/PLGA 5、UMAO/PLGA 10 不同涂层的接触角图。表 2-1 为测量 3 次的平均数值。通过图表结合分析可以看出，UMAO 涂层陶瓷表面接触角为 20.6°，UMAO/PLGA 1 涂层表面接触角

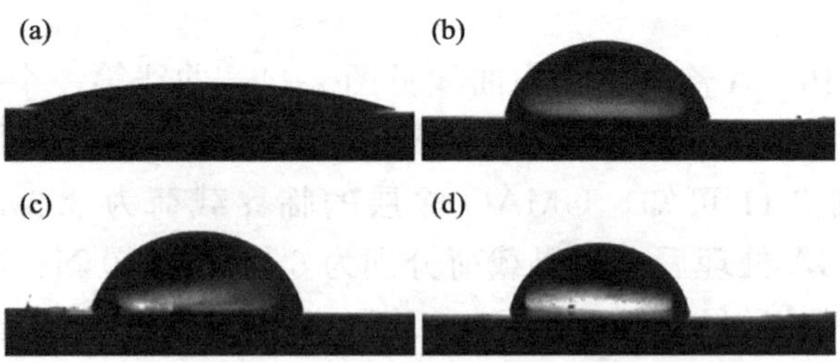

图 2-12　PLGA 不同浓度涂层接触角

(a) UMAO；(b) UMAO/PLGA 1；(c) UMAO/PLGA 5；(d) UMAO/PLGA 10

为71.6°，UMAO/PLGA 5涂层表面接触角为73.3°，UMAO/PLGA 10涂层表面接触角为77.2°。可见，经过PLGA封孔处理后，涂层的接触角变大，且随着PLGA浓度的增加，接触角越大，但相差不大。这是因为PLGA的浓度越大，超声微弧氧化陶瓷层的孔洞填充得越好，不利于溶液在涂层表面铺展。在UMAO陶瓷层表面负载PLGA，能限制腐蚀介质的传递，进而起到耐蚀作用。

表2-1 PLGA不同浓度涂层接触角平均数值

样品	角度1/(°)	角度2/(°)	角度3/(°)	平均值/(°)
UMAO	20.7	20.3	20.7	20.6
UMAO/PLGA 1	71.0	71.6	71.9	71.6
UMAO/PLGA 5	73.7	73.1	72.9	73.3
UMAO/PLGA 10	77.5	75.4	78.1	77.1

2.4.7 PLGA不同浓度涂层电化学腐蚀分析

图2-13为UMAO、UMAO/PLGA 1、UMAO/PLGA 5、UMAO/PLGA 10涂层的极化曲线。相应的腐蚀电位（E_{corr}）、腐蚀电流密度（I_{corr}）、腐蚀速率（*CR*）见表2-2。提高E_{corr}或降低I_{corr}均有利于提高材料的耐蚀性[16]。UMAO陶瓷层的E_{corr}和I_{corr}分别为-1.834 V和2.307×10^{-6} A/cm^2，在UMAO陶瓷层负载不同浓度的PLGA后，UMAO/PLGA 5、UMAO/PLGA 10涂层的E_{corr}均升高。UMAO/PLGA 1、UMAO/PLGA 5、UMAO/PLGA 10涂层的I_{corr}最少降低一个数量级。这说明UMAO陶瓷层表面负载PLGA，可以提升表面的耐蚀性。

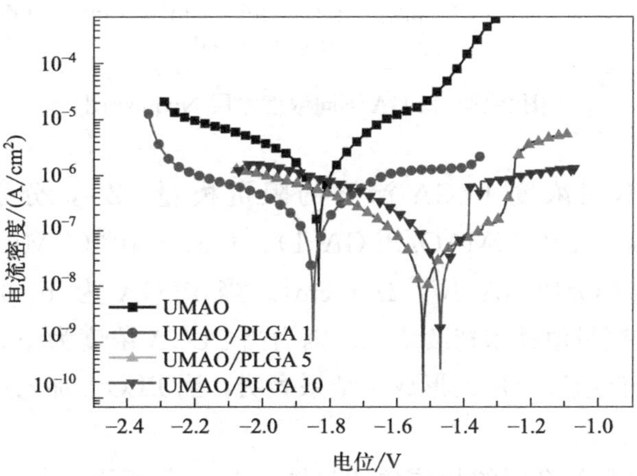

图2-13 PLGA不同浓度涂层极化曲线

表 2-2　PLGA 不同浓度涂层极化曲线数据

样品	UMAO	UMAO/PLGA 1	UMAO/PLGA 5	UMAO/PLGA 10
E_{corr}/V	−1.834	−1.85	−1.521	−1.469
I_{corr}/(A/cm^2)	2.307×10^{-6}	0.605×10^{-6}	0.0584×10^{-6}	0.0949×10^{-6}
CR/(mm/yr)	0.527	0.138	0.013	0.022

UMAO 及不同浓度 PLGA 涂层的 Nyquist 图及拟合情况见图 2-14。用 Zsimpwin3.30 软件对不同涂层数据进行分析。Nyquist 图中符号代表实验数据，用实线代表拟合数据。如图 2-14 所示，不同 PLGA 加入量涂层 Nyquist 图的形状相似，与 UMAO 的阻抗图相比，经过 PLGA 处理后，UMAO/PLGA 阻抗弧变大，UMAO/PLGA 5 涂层的阻抗弧最大。UMAO/PLGA 涂层的 Nyquist 图由加宽的电容环路组成。电容性回路归因于电解质以中频，穿过 UMAO/PLGA 层的电阻和电容[17]。结果表明，UMAO/PLGA 5 涂层具有较高的阻抗值和较好的耐腐蚀性。

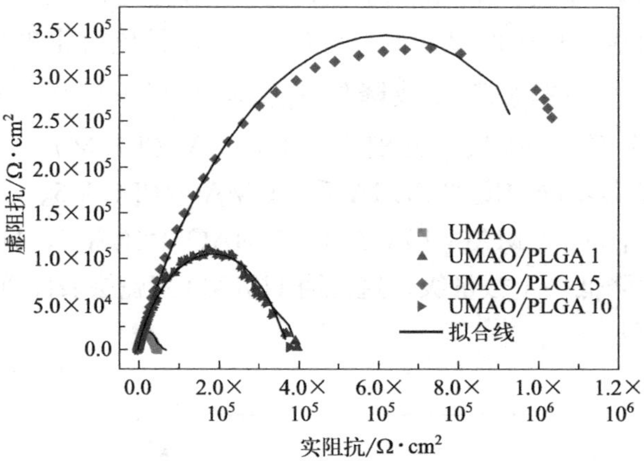

图 2-14　PLGA 不同浓度涂层 Nyquist 图

图 2-15 为不同浓度 PLGA 涂层的阻抗模量 |Z|，分别为 4.37×10^4（UMAO），3.64×10^5（UMAO/PLGA 1），1.52×10^6（UMAO/PLGA 5）和 1.95×10^5（UMAO/PLGA 10）Ω·cm^2。当 PLGA 为 10.0 g/L，UMAO/PLGA 涂层阻抗模量值并未持续增加。因为当 PLGA 浓度为 10.0 g/L 时溶液为悬浊液，不利于自组装涂层的形成。结果表明，当 PLGA 加入量为 5.0 g/L 时，涂层耐蚀性最好。

不同浓度 PLGA 涂层的相位角图见图 2-16，分布于低频（$10^{-1}\sim10^2$ Hz）和高频（$10^2\sim10^4$ Hz）上。高频区的时间常数归因于 PLGA 层，而低频区的时间常数归因于 UMAO 层。各涂层的相位角相差不大，都为 65°左右。但相比于 UMAO 涂层，UMAO/PLGA 各涂层的最大相位角都向高频区移动，表明载有 PLGA 的涂层具有较好的耐蚀性。UMAO/PLGA 5 的相位角相比于 UMAO/PLGA 1 和 UMAO/PLGA 10 更大，达到 70°。表明 UMAO/PLGA 5 耐蚀性最高。各涂层的奈奎斯特图与波特图的结果一致。

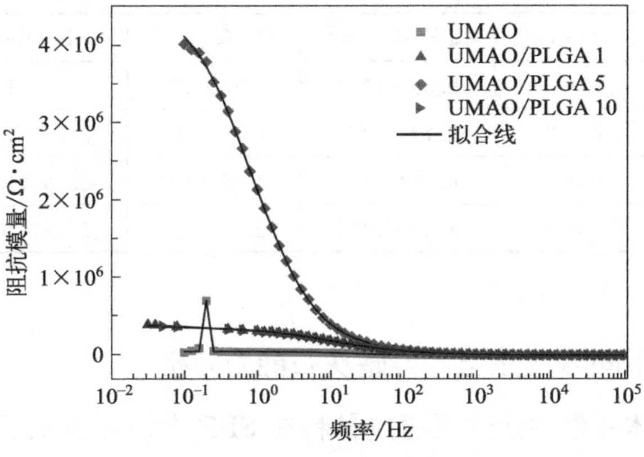

图 2-15 PLGA 不同浓度涂层阻抗模量图

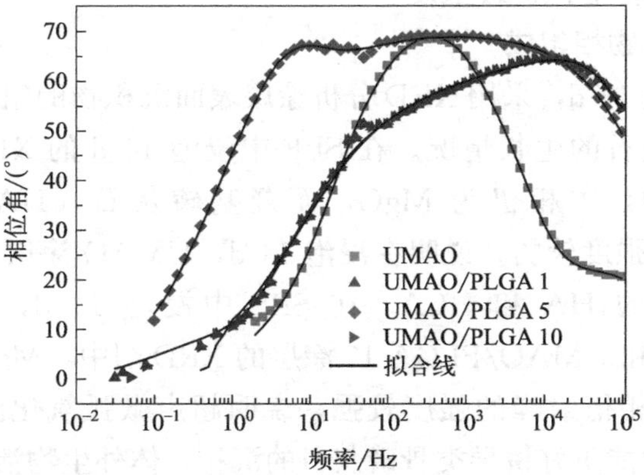

图 2-16 PLGA 不同浓度涂层相位角图

图 2-17 为 UMAO/PLGA 5 涂层等效电路，参数见表 2-3。R_s 是溶液阻抗，R_1 是 PLGA 涂层的阻抗，R_2 是 UMAO 陶瓷层的阻抗。CPE_1 是 PLGA 涂层的容抗，CPE_2 是 UMAO 陶瓷层容抗。

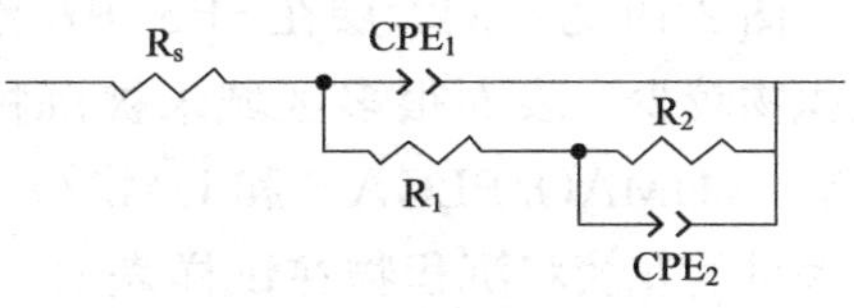

图 2-17 UMAO/PLGA 5 涂层等效电路模型

涂层与电解质之间阻抗值 R 越大，涂层的耐腐蚀越好[18]。如表 2-3 所示，随着 PLGA 浓度的增加，不同涂层的 R 值逐渐变化。UMAO/PLGA 5＞UMAO/PLGA 10＞UMAO/PLGA 1＞UMAO。涂层的 R_1 和 R_2 的总和也按 UMAO/PLGA 5＞UMAO/PLGA 10＞UMAO/PLGA 1＞UMAO 的顺序增加。UMAO/PLGA 5 涂层具有更好的耐腐蚀性，PLGA 涂层能更有效地阻止腐蚀。

表 2-3　PLGA 不同浓度涂层的等效电路参数值

样品	$R_s/\Omega\cdot cm^2$	$CPE_1/F\cdot cm^2$	$R_1/\Omega\cdot cm^2$	$CPE_2/F\cdot cm^2$	$R_2/\Omega\cdot cm^2$
UMAO	269.2	2.59×10^{-5}	1.18×10^{4}	4.35×10^{-7}	4.37×10^{4}
UMAO/PLGA 1	152.9	2.70×10^{-8}	2.85×10^{5}	2.55×10^{-7}	3.64×10^{5}
UMAO/PLGA 5	160.6	6.02×10^{-9}	4.49×10^{6}	8.79×10^{-8}	1.52×10^{6}
UMAO/PLGA 10	146.8	1.47×10^{-8}	3.74×10^{5}	2.28×10^{-7}	1.95×10^{5}

2.4.8　PLGA 不同浓度涂层诱导磷灰石能力分析

生物材料的体外生物活性可通过材料在 SBF 中诱导磷灰石形成的能力来评价。UMAO、UMAO/PLGA 1、UMAO/PLGA 5、UMAO/PLGA 10 各组试样在 SBF 中浸泡 3 d、7 d、14 d，通过分析表面物相组成、表面形貌、元素组成、pH 值变化，确定最佳 PLGA 浓度。

（1）涂层表面物相组成

将各涂层浸泡 14 d，采用 XRD 分析涂层表面沉积物的组成及涂层在模拟体液中表面类骨磷灰石的生长情况。在 SBF 中浸泡 14 d 的 XRD 谱图见图 2-18。UMAO 陶瓷层中，主相仍为 MgO，而羟基磷灰石（HA）和类骨磷灰石（HCA）衍射峰的强度较弱，说明在浸泡 14 d，UMAO 涂层表面未被生成物覆盖，只生成少量的 HA 和 HCA。在 SBF 中浸泡 14 d，UMAO/PLGA 1、UMAO/PLGA 5 和 UMAO/PLGA 10 涂层的 XRD 图中，MgO 相衍射峰强度较弱，HA 和 HCA 相衍射峰的强度较强，说明超声微弧氧化涂层负载不同浓度 PLGA，在 SBF 中能更好诱导类骨磷灰石的沉积，体外生物活性较好。

（2）涂层表面形貌

图 2-19 为不同涂层在 SBF 中浸泡 14 d 表面 SEM 形貌。UMAO 陶瓷层表面沉积物较少，表面很多区域未被沉积物覆盖，与 XRD 结果相符。UMAO/PLGA 1、UMAO/PLGA 5 和 UMAO/PLGA 10 试样在 SBF 中浸泡 14 d，表面均有大量的花簇状沉积物在试样表面，且随着 PLGA 浓度增加，涂层表面的沉积物有增加的趋势，UMAO/PLGA 5 和 UMAO/PLGA 10 表面覆盖情况相差不多。结合 XRD 分析涂层表面的花簇状沉积物为 HA 和 HCA 的混合物。

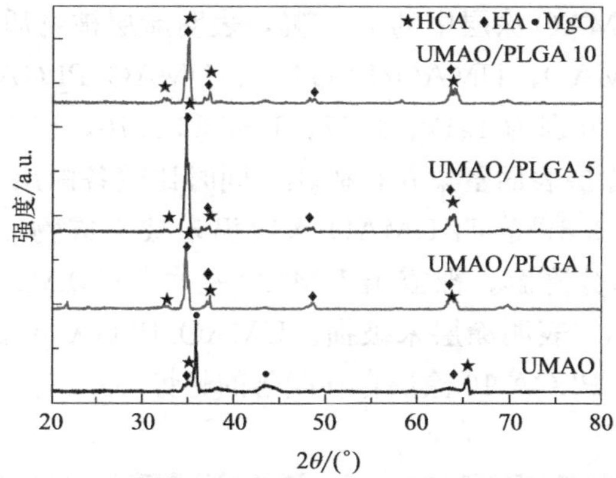

图 2-18 涂层浸泡 14 d 的 XRD 谱图

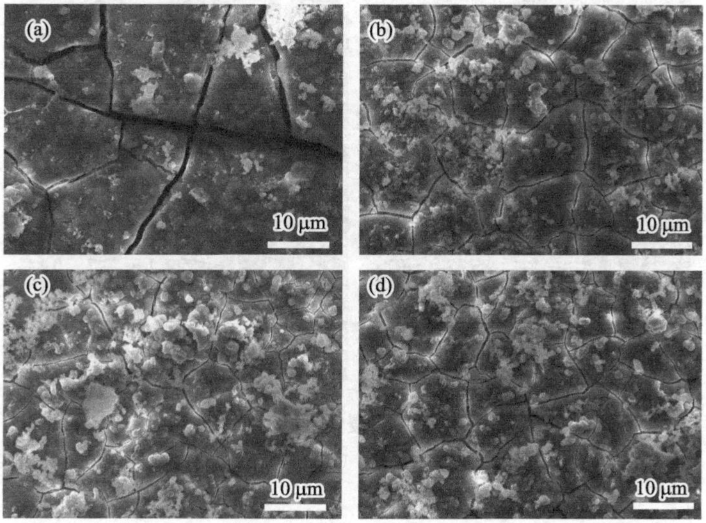

图 2-19 涂层浸泡 14 d 表面 SEM 形貌

(a) UMAO；(b) UMAO/PLGA 1；(c) UMAO/PLGA 5；(d) UMAO/PLGA 10

(3) 涂层表面元素分析

UMAO、UMAO/PLGA 1、UMAO/PLGA 5 和 UMAO/PLGA 10 涂层在 SBF 中浸泡 14 d 的能谱如图 2-20 所示。结合涂层和模拟体液成分，检测 Mg、O、Si、C、Ca、P、F、K 元素，其中 Si 元素主要来自 UMAO 电解液。UMAO 涂层表面有大量的 Mg_2SiO_4 相，从图 2-20(a) 中还可以检测大量的 Si 元素，再次证明 UMAO 涂层在 SBF 中浸泡 14 d 后表面还有很多区域未被生成物覆盖。UMAO/PLGA 1、UMAO/PLGA 5 和 UMAO/PLGA 10 涂层表面均含有 Mg、O、C、Ca、P 元素。与涂层 UMAO 对比，Mg 元素含量分别为 9.5%、2.0%、

3.7%，远远低于UMAO涂层中的24.5%，表明涂层被物质覆盖。比较各涂层中的Ca、P值，UMAO、UMAO/PLGA 1、UMAO/PLGA 5和UMAO/PLGA 10涂层的Ca/P分别为1.17、1.57、1.66和1.70，这表明涂层在SBF中，高浓度的Ca、P向涂层表面富集并且矿化。同时比较各涂层Si元素的值，分别为5.6、2.3、0.1、0.8，表明UMAO涂层仍未被生成物完全覆盖，UMAO/PLGA 1涂层存在部分降解，裸露出UMAO基底。UMAO/PLGA 5涂层中Si元素几乎未被检测出，表明涂层未破损。UMAO/PLGA 10涂层中Si元素有所增加，表明UMAO/PLGA 10涂层存在脱落的趋势。

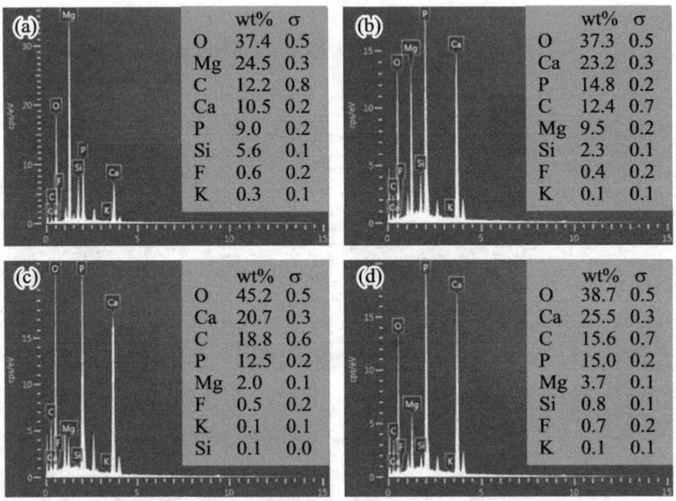

图2-20　涂层浸泡14 d的能谱

(a) UMAO；(b) UMAO/PLGA 1；(c) UMAO/PLGA 5；(d) UMAO/PLGA 10

(4) 涂层浸泡在模拟体液中pH值和质量变化

UMAO、UMAO/PLGA 1、UMAO/PLGA 5和UMAO/PLGA 10涂层在SBF中浸泡3 d、7 d、14 d的pH值变化情况如图2-21所示。在不同浸泡时间，UMAO与UMAO/PLGA不同浓度涂层浸泡后的pH值相比变化较大。经SBF浸泡4 d，模拟体液穿过UMAO涂层，基体被溶解，pH值达到8.8，且随着浸泡天数增加，镁降解逐渐增多，pH值增大。UMAO/PLGA不同浓度涂层浸泡2～10 d的过程中pH值降低，基本上维持在7.0～7.2。这是由于表面PLGA涂层缓慢降解，降解产物呈酸性，导致pH下降。但10～14 d，UMAO/PLGA不同浓度pH值基本上维持在7.2～7.5，接近人体正常pH值，这是由于UMAO涂层的降解产物呈碱性，PLGA降解产物呈酸性，两者在模拟体液中发生中和作用，导致模拟环境呈弱碱性。

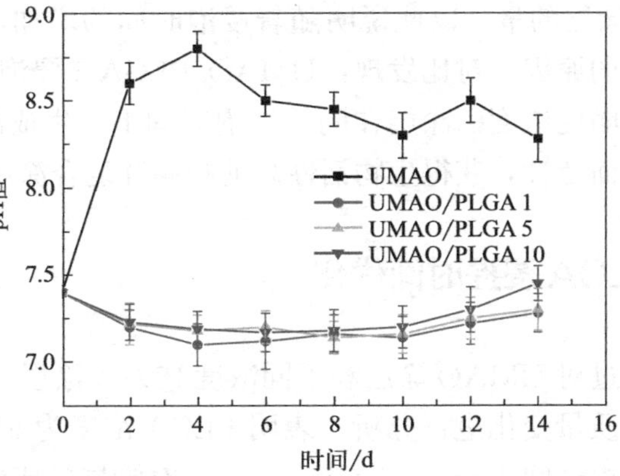

图 2-21 涂层在 SBF 中 pH 值随浸泡时间的变化

图 2-22 为 UMAO、UMAO/PLGA 1、UMAO/PLGA 5 和 UMAO/PLGA 10 涂层在 SBF 中浸泡 3 d、7 d、14 d 的失重率。可以看出，各涂层在不同时期重量有所变化。UMAO 涂层的失重率先降低后增加，这是因为刚开始浸泡时 UMAO 涂层发生降解，通过 SEM 分析发现，浸泡后涂层产生裂纹，而后失重率增加是由于在降解过程中腐蚀介质通过裂纹腐蚀纯镁基体，产生羟基磷灰石，生成量小于降解量，所以增加失重率。UMAO/PLGA 涂层表现为先失重后增重，原因是刚开始浸泡时 PLGA 首先发生降解，随着浸泡时间的增加腐蚀介质逐渐透过 PLGA 涂层与 UMAO 涂层，甚至与纯镁基体接触，发生反应产生羟基磷灰石，同时 PLGA 具有促进羟基磷灰石生长的特性，因此反应产生的羟基磷灰石量高。

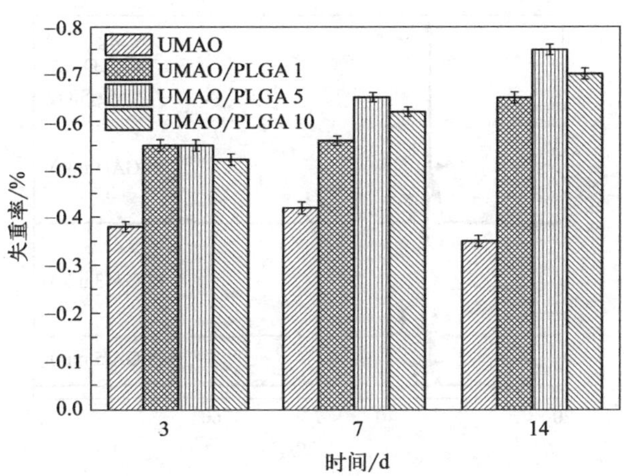

图 2-22 涂层失重率变化

大于 UMAO 涂层的量，以此说明随着浸泡时间的增加，UMAO/PLGA 复合涂层失重率下降的原因。对比发现：UMAO/PLGA 5 浸泡 3～7 d 显著上升而后又急剧下降，说明此浓度的涂层在同等浸泡时间下，生成的羟基磷灰石更多，有利于增强基体表面活性，获得生物活性高的耐腐蚀复合涂层。

2.5 偶联剂 PLGA 浸提时间优化

在 2.4 节中通过对 UMAO 涂层和不同浓度 PLGA 涂层的微观形貌、SBF 浸泡后的微观形貌、质量变化进行分析，表明 PLGA 浓度为 5%时综合结果最优。以此为基，研究浸提时间 1 min、3 min、5 min 对涂层的组织结构、力学性能、润湿性、耐腐蚀性能的影响，确定合适的浸渍时间以便后续进行载药。分别记为 PLGA(1 min)、PLGA(3 min)、PLGA(5 min)。

2.5.1 浸提不同时间 PLGA 涂层表面物相组成

图 2-23 为 UMAO/PLGA 5 浸提不同时间的涂层 XRD 相分析。浸提不同时间涂层表面的主要相成分为 Mg、MgO、Mg_2SiO_4。其中 Mg 来自基体，MgO 为纯镁表面氧化所生成的物质，Mg_2SiO_4 是电解液在微弧高温下与镁反应所生成。从图中可以看出，PLGA(1 min)XRD 图中 Mg、MgO 衍射峰的强度较高，说明浸提时间太短，不能将 UMAO 涂层很好地覆盖。PLGA(3 min) 和 PLGA (5 min) XRD 中 Mg、MgO 衍射峰的强度相对较低，表明延长浸提时间，有利于 PLGA 涂层与 UMAO 涂层更好地结合。PLGA(3 min) 和 PLGA(5 min) XRD 中能检测到 Mg、MgO、Mg_2SiO_4 衍射峰，表明 PLGA 涂层较薄。

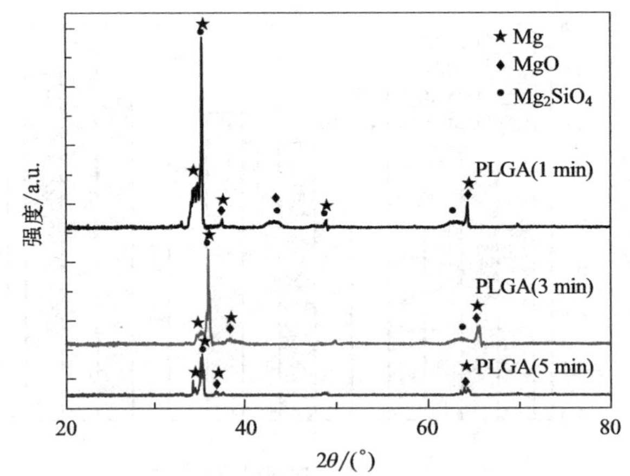

图 2-23 涂层 XRD 谱图

2.5.2 浸提不同时间 PLGA 涂层表面形貌

图 2-24 为浸提不同时间的 UMAO/PLGA 5 表面形貌。对比可以发现，浸渍 1 min UAMO 有较多的微孔，但孔隙明显缩小；浸渍 3 min 微孔数量有所减少，浸渍 5 min 微孔数量明显降低。因此不同浸渍时间对表面形貌产生一定影响，对 UMAO 微孔的封孔效果随浸渍时间的增加而越来越好。在 EDS 图中，各涂层主要元素为 Mg、O、C、Si 元素，浸提 1 min，涂层表面很少覆盖 PLGA，检测的主要是 UMAO 层，所以 Mg、O、Si 元素含量较高。随着浸提时间延长，涂层表面 PLGA 含量不断增加，O、C 元素含量不断增加，涂层覆盖完整，Mg 元素的含量不断降低，说明 PLGA 浸提时间延长，可以使涂层变厚，更有利于封孔，浸提 5 min 后，C、O 元素的含量分别达到 66.1%和 21.5%，而 Mg、Si 元素的含量分别降到 9.1%和 3.3%，说明此时 UMAO 涂层基本被 PLGA 全覆盖。

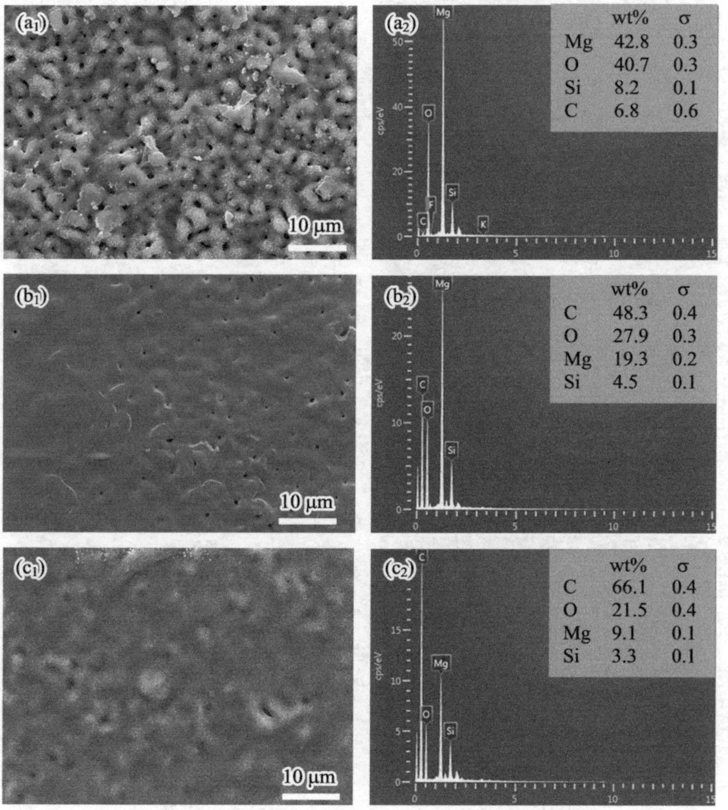

图 2-24 浸提不同时间涂层表面形貌图

(a_1)（a_2）PLGA(1 min)；(b_1)（b_2）PLGA(3 min)；(c_1)（c_2）PLGA(5 min)

2.5.3 浸提不同时间 PLGA 涂层断面形貌

图 2-25 是浸提不同时间涂层 SEM 断面形貌及能谱线扫描。UMAO 涂层主要为 Mg、O 和 Si 元素，PLGA 涂层主要为 O、C 元素，从涂层到镁基体线扫描镁含量逐渐升高，Si 元素分布在 UMAO 层截面中，从 UMAO/PLGA 涂层到 UMAO 层中 Si 元素含量变高，O、C 元素逐渐变低。PLGA（1 min）涂层的厚度约为 8～10 μm［图 2-25(a_1)］，线扫描图［图 2-25(a_2)］中 PLGA 层的厚度约为 3～4 μm，在 UMAO 与 PLGA 涂层结合处，可见一些孔隙未被完全覆盖。PLGA(3 min) 涂层的厚度约为 10～12 μm［图 2-25(b_1)］，线扫描图［图 2-25(b_2)］中 PLGA 层的厚度约为 6～7 μm，UMAO 与 PLGA 涂层结合紧密，未见裸露孔隙。PLGA(5 min) 涂层的厚度约为 15～17 μm［图 2-25(c_1)］，线扫描图［(图 2-25(c_2)］中 PLGA 层的厚度约为 10～11 μm，PLGA 涂层最厚，UMAO

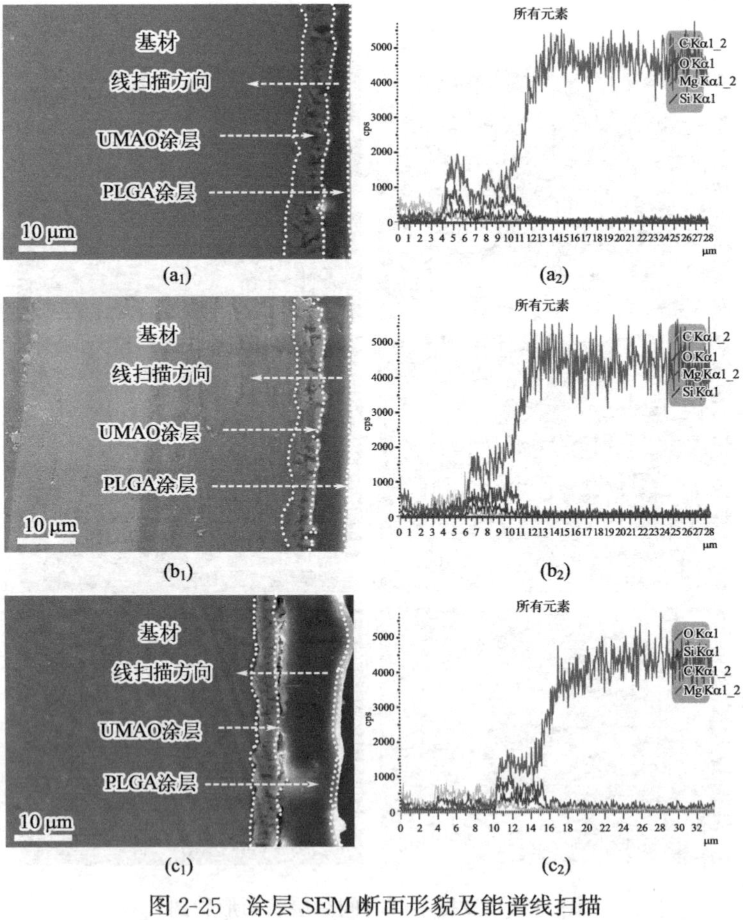

图 2-25　涂层 SEM 断面形貌及能谱线扫描

(a_1)(a_2) PLGA(1 min)；(b_1)(b_2) PLGA(3 min)；(c_1)(c_2) PLGA(5 min)

与 PLGA 涂层结合较差，两层之间出现大的裂纹。可见，随着 PLGA 浸提时间的增加，涂层厚度增加，当浸提 5 min，UMAO 与 PLGA 涂层间结合变差。

2.5.4 浸提不同时间 PLGA 涂层结合力

浸提不同时间涂层的结合力曲线如图 2-26 所示。随着载荷的增加，涂层表面出现微裂纹、破裂、与基体剥离等一系列过程，曲线突然增强时，对应的载荷为涂层与基体的结合力。从图中可以看出，PLGA(1 min)、PLGA(3 min) 和 PLGA(5 min) 涂层的临界载荷分别为 6.25 N、6.5 N 和 4.3 N，说明浸提 3 min 涂层结合最好。随浸提时间的增加，涂层的结合强度降低，这与断面形貌分析的结果一致。

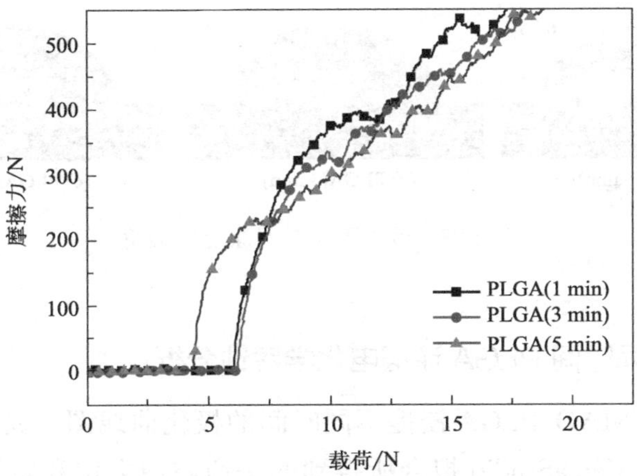

图 2-26　涂层结合力曲线

图 2-27 是 PLGA 浸提不同时间涂层的结合力金相图。对比分析可以看出，适当增加 PLGA 浸提时间，可延长失效时间和失效距离。但当浸提时间延长至 5 min 时，涂层与基体间的失效时间缩短，失效距离变短，说明过度延长浸提时间，不利于基体与涂层的结合。

2.5.5 浸提不同时间 PLGA 涂层表面润湿性

图 2-28 是 UMAO/PLGA 浸提不同时间的接触角。从图中可以看出，浸提时间 1 min、3 min、5 min 的 PLGA 涂层与水的接触角为 65.5°、66.6°、68.2°，浸提 PLGA 溶液的试样亲水性变差。随着浸提时间的增加 PLGA 对 UMAO 涂层的封孔效果越好，从而减少涂层与水的接触面积，降低水的铺展能力，使涂层表面的接触角变大，液体不易吸附在涂层表面，从而提高涂层的耐腐蚀性。

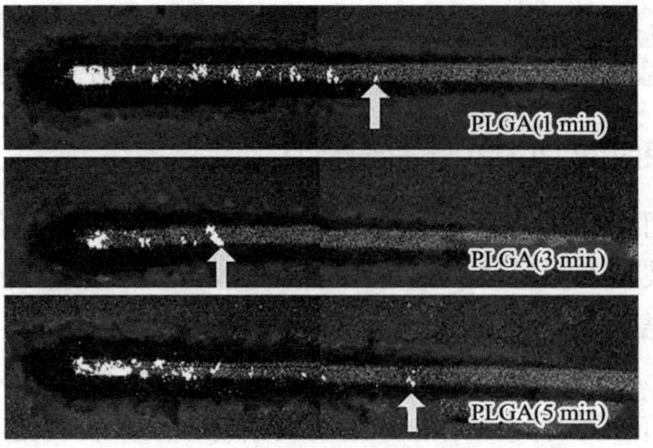

图 2-27　浸提不同时间涂层金相照片

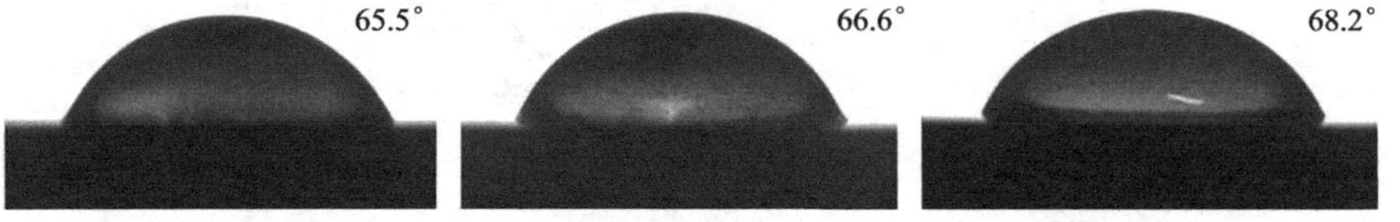

(a) PLGA(1 min)　(b) PLGA(3 min)　(c) PLGA(5 min)

图 2-28　浸提不同时间涂层接触角

2.5.6　浸提不同时间 PLGA 涂层电化学腐蚀分析

图 2-29 是 UMAO/PLGA 浸提不同时间的极化曲线图。表 2-4 为各浸提时间试样通过软件 VersaStudio 拟合所得到的平衡腐蚀电位和腐蚀电流密度。由图 2-29 和表 2-4 可知，与浸提 3 min 的试样相比，浸提 1 min 和 5 min 的试样，E_{corr} 分别降低 0.088 V 和 0.184 V，I_{corr} 至少提高一个数量级。

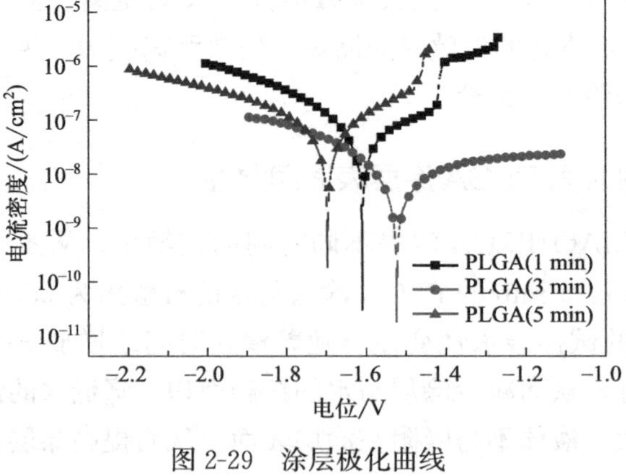

图 2-29　涂层极化曲线

表 2-4 浸提不同时间涂层极化曲线数据结果

样品	PLGA(1 min)	PLGA(3 min)	PLGA(5 min)
E_{corr}/V	−1.609	−1.521	−1.705
I_{corr}/(A/cm^2)	1.159×10^{-6}	1.783×10^{-7}	1.616×10^{-6}
CR/(mm/yr)	0.026	0.004	0.037

因此，浸提 3 min 的 UMAO/PLGA 涂层可有效地抑制极化过程，降低试样的腐蚀速率，较好地保护基体。E_{corr} 越大，I_{corr} 越小，涂层的耐蚀性越好。试样的腐蚀速率随 I_{corr} 的减小而降低，涂层耐蚀性越好。

PLGA 浸提不同时间涂层的 Nyquist 图及拟合情况见图 2-30。用 Zsimpwin 3.30 软件对不同涂层进行数据分析。PLGA 不同浸提时间涂层的 Nyquist 图形状相似，PLGA(1 min) 和 PLGA(3 min) 都由一个阻抗弧组成，阻抗弧越大，抗腐蚀性能越好。电容性回路归因于电解质穿过 UMAO/PLGA 层的电阻和电容。PLGA(5 min) 由两个阻抗弧组成，高频下的电容性回路归因于电解质渗透穿过 UMAO 层的电阻和电容，这是由于表面的 PLGA 涂层破损，腐蚀介质与底层 UMAO 相接触。

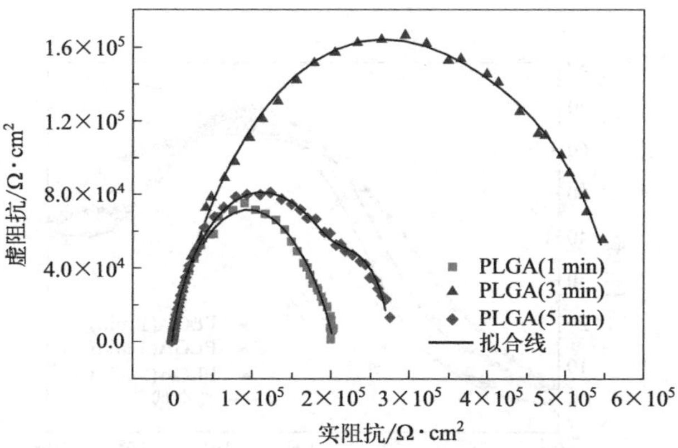

图 2-30 浸提不同时间涂层 Nyquist 图及拟合情况

图 2-31 精确得到不同涂层的阻抗模量 | Z | ，PLGA(1 min)、PLGA(3 min) 和 PLGA(5 min) 的阻抗模量为 2.0×10^5 Ω·cm^2、5.5×10^5 Ω·cm^2、3.75×10^5 Ω·cm^2。但当 PLGA 浸提时间增加到 3 min，UMAO/PLGA 涂层的阻抗模量值并未持续增加，反而下降。因为当 PLGA 浸提 5 min 时，涂层太厚，重量加大，在提拉过程中，受重力因素影响，与 UMAO 涂层结合强度降低，涂层间的致密性降低，耐蚀性降低。

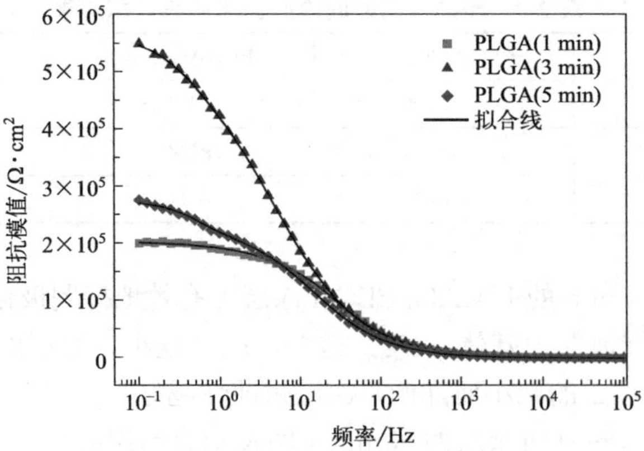

图 2-31　浸提不同时间涂层阻抗模量图

浸提不同时间涂层的 Bode 图见图 2-32，各涂层的相位角相差不大，PLGA(1 min)、PLGA(3 min) 和 PLGA(5 min) 的相位角分别为 65°、63°、67°。相比于 PLGA(1 min) 和 PLGA(5 min)，PLGA(3 min) 涂层的相位角略小，但 PLGA(3 min) 涂层的相位角持续的频率范围较宽，且向高频区移动，表明 PLGA(3 min) 涂层具有较好的耐蚀性。各涂层的奈奎斯特图与波特图的结果一致。

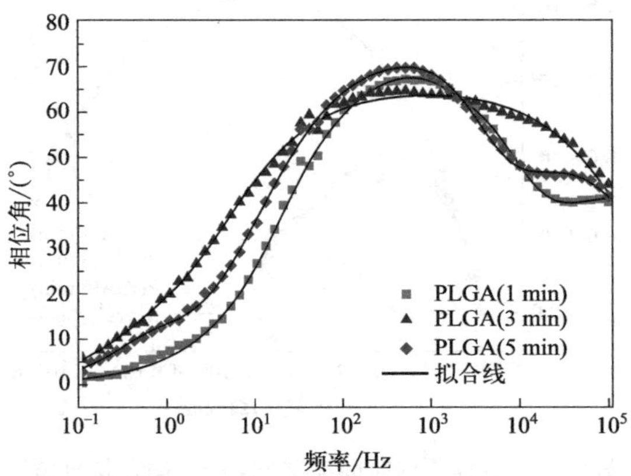

图 2-32　浸提不同时间涂层相位角图

PLGA(5 min) 拟合电路见图 2-33。不同涂层相应的拟合参数见表 2-4。其中 R_s 是溶液阻抗，R_1 是 PLGA 涂层的阻抗，R_2 代表 UMAO 涂层的阻抗。CPE_1 和 CPE_2 是双电极电容常相位角元件，CPE_1 代表 PLGA 涂层的容抗，CPE_2 代表 UMAO 致密层涂层的容抗。如表 2-5 所示，随着浸提时间的增加，不同涂层的 R 值逐渐变化。PLGA(3 min)＞PLGA(1 min)＞PLGA(5 min)。涂

层的 R_1 和 R_2 的总和也按 PLGA(3 min)>PLGA(1 min)>PLGA(5 min) 的顺序增加。PLGA(3 min) 涂层具有更好的耐腐蚀性。

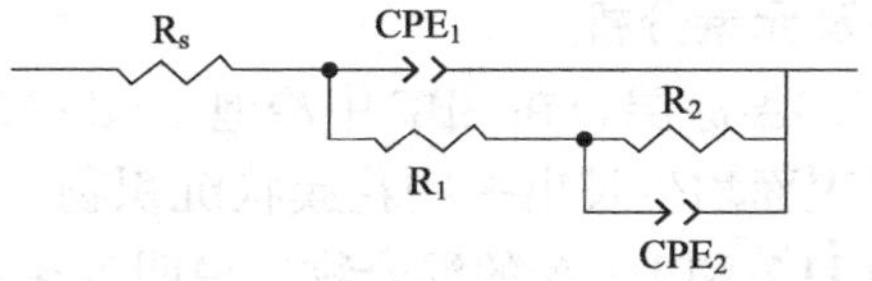

图 2-33　PLGA 浸提 5 min 涂层等效电路模型

表 2-5　浸提不同时间涂层的等效电路参数值

样品	$R_s/\Omega\cdot cm^2$	$CPE_1/F\cdot cm^2$	$R_1/\Omega\cdot cm^2$	$CPE_2/F\cdot cm^2$	$R_2/\Omega\cdot cm^2$
PLGA(1 min)	135.2	3.05×10^{-8}	1.99×10^{5}	1.04×10^{-7}	1.37×10^{5}
PLGA(3 min)	174.2	3.87×10^{-8}	8.12×10^{5}	2.02×10^{-7}	4.94×10^{5}
PLGA(5 min)	115.8	1.18×10^{-8}	2.54×10^{5}	2.15×10^{-7}	1.52×10^{5}

2.5.7 浸提不同时间 PLGA 涂层诱导磷灰石能力分析

(1) 涂层表面物相组成

将浸提不同时间的涂层浸泡 14 d，采用 XRD 分析涂层表面沉积物的组成及涂层在模拟体液中表面类骨磷灰石的沉积情况。在 SBF 中浸泡 14 d，XRD 谱图见图 2-34。与国际中心衍射数据（ICDD）对比，试样经过模拟体液浸泡后在 33.2°、49.4°、65.0°均有 HA 和 HCA 的峰出现。

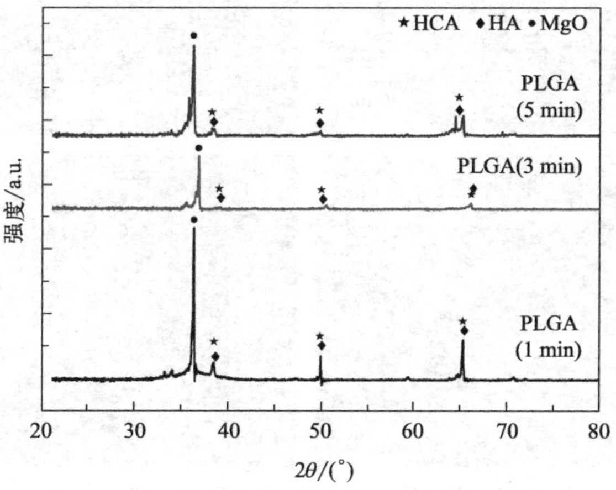

图 2-34　涂层浸泡 14 d XRD 谱图

与 PLGA(1 min)、PLGA(5 min) 相比，PLGA(3 min) MgO 在 63.6°的主峰强度降低明显，这是由于浸泡过程中在 PLGA(3 min) 涂层表面生成的 HA 和 HCA 较多或者涂层与基体结合较好，未与 UMAO 层分离。

(2) 涂层表面形貌及元素分析

浸提不同时间的 PLGA 涂层，在 SBF 中浸泡 14 d 的表面形貌见图 2-35。在 SBF 中浸泡后，各涂层表面均生长出一些花簇状沉积物，结合 XRD 分析，涂层表面的花簇状沉积物为 HA 和 HCA 的混合物，说明各涂层生物活性较好。各涂层表面均出现裂纹，但浸渍 3 min 较 1 min 和 5 min 的涂层裂纹缝隙小。PLGA (1 min)、PLGA(3 min)、PLGA(5 min) 涂层在 SBF 中浸泡 14 d 的能谱如图 2-35 所示。涂层表面均含有 Mg、O、C、Ca、P 元素。PLGA(1 min)、PLGA(3 min)、PLGA(5 min) 涂层 Mg 元素含量分别为 14.1%、3.1%、6.2%，其中 PLGA(3 min) 涂层 Mg 含量最低，表明涂层完整且被物质覆盖较好。比较各

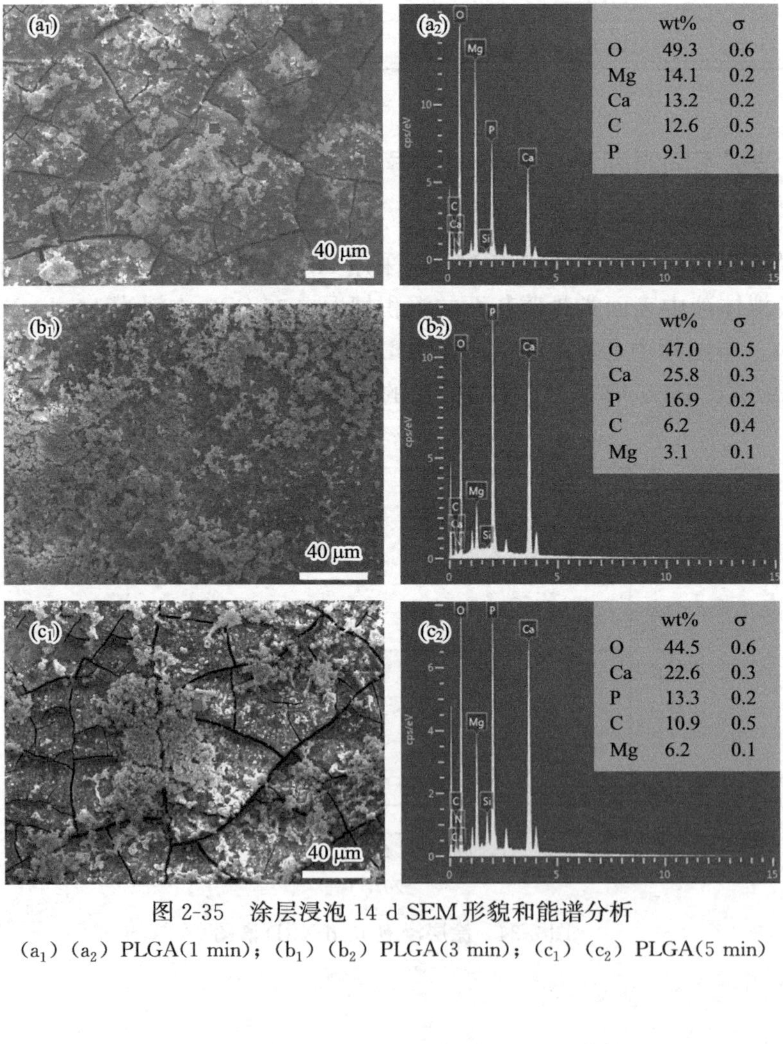

图 2-35 涂层浸泡 14 d SEM 形貌和能谱分析

(a_1) (a_2) PLGA(1 min); (b_1) (b_2) PLGA(3 min); (c_1) (c_2) PLGA(5 min)

涂层中的 Ca、P 值，PLGA(1 min)、PLGA(3 min)、PLGA(5 min) 涂层 Ca/P 分别为 1.45、1.53 和 1.69，这表明涂层在 SBF 中，Ca 和 P 向涂层表面富集并且矿化生成 HA 或 HCA。这与 XRD 结果相吻合。

(3) 涂层浸泡在模拟体液中 pH 值和质量变化

PLGA(1 min)、PLGA(3 min)、PLGA(5 min) 涂层在 SBF 中浸泡 3 d、7 d、14 d 的 pH 值变化如图 2-36 所示。在相同浸泡时间，不同涂层浸泡后的 pH 值存在一定差异。PLGA(1 min)、PLGA(3 min)、PLGA(5 min) 涂层浸泡 2～8 d 的过程中 pH 值降低，基本上维持在 7.0～7.2。这是由于表面 PLGA 涂层缓慢降解，降解产物呈酸性，导致 pH 值下降。但 10～14 d，PLGA(3 min) 涂层 pH 值基本上维持在 7.2～7.5，接近人体正常 pH 值，这是由于 UMAO 涂层的降解产物呈碱性，PLGA 降解产物呈酸性，两者在模拟体液中发生中和作用，导致模拟环境呈弱碱性。而 PLGA(1 min)、PLGA(5 min) 涂层在 10～14 d 时，pH 值基本上维持在 7.4～7.8，这是由于涂层龟裂明显，UMAO 涂层暴露较多，模拟体液穿过 UMAO 涂层，基体被溶解，pH 值较大。

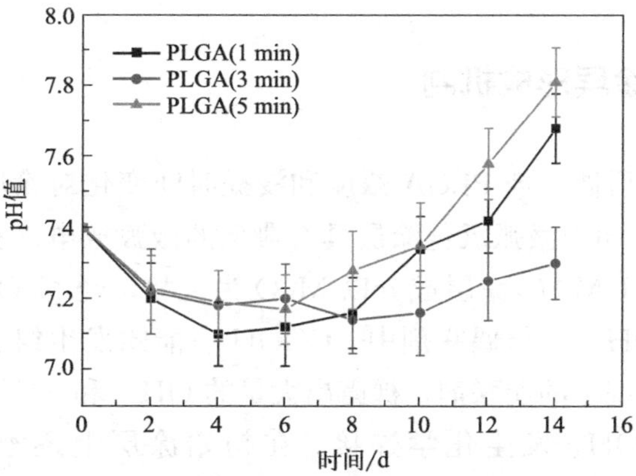

图 2-36 不同涂层在 SBF 中 pH 值随浸泡时间的变化情况

图 2-37 是 PLGA(1 min)、PLGA(3 min)、PLGA(5 min) 涂层在 SBF 中浸泡 3 d、7 d、14 d 的失重率。PLGA(1 min) 和 PLGA(5 min) 涂层表现为先失重后增重，究其原因，是由于刚开始浸泡时 PLGA 首先发生降解，随着浸泡时间的增加腐蚀介质逐渐透过 PLGA 涂层与 UMAO 涂层，甚至纯镁基体接触，发生反应产生羟基磷灰石，同时 PLGA 具有促进羟基磷灰石生长的特性。因此反应产生的羟基磷灰石量要大于 UMAO 涂层的量，说明随着浸泡时间的增加 PLGA(1 min)、PLGA(5 min) 涂层失重率下降的原因。同时通过对比发现：PLGA(3 min) 涂层，质量在不断增加，通过 SEM 结合分析，浸泡后产生裂纹

较少，基体未被腐蚀降解，表层 PLGA 降解，但其降解速率小于羟基磷灰石的生成速率。在浸泡 14 d 时，PLGA(3 min) 质量显著升高，说明涂层在同等浸泡时间下生成的羟基磷灰石更多，增强基体表面活性。

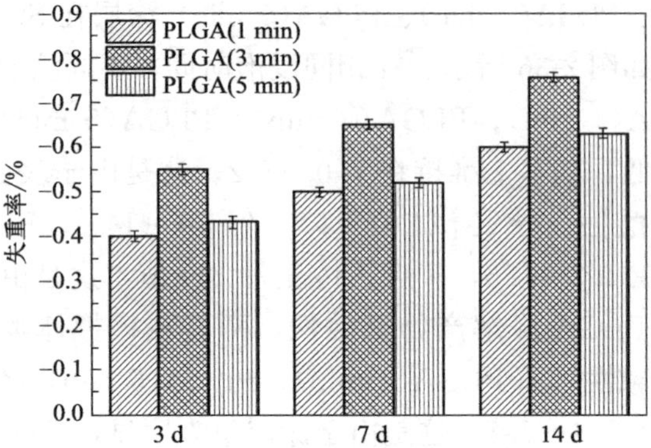

图 2-37　不同涂层失重率变化

2.6　生物复合涂层形成机制

纯镁微弧氧化后偶联剂 PLGA 浓度和浸提时间变化对涂层厚度的影响示意图如图 2-38 所示。超声微弧氧化涂层具有典型的微弧放电微孔，为偶联剂的负载提供大量空间。UMAO 涂层成分以 MgO 为主相，经 NaOH 溶液中碱处理，表面带有大量的 OH—，与偶联剂中—COOH 官能团发生组装沉积，形成初始涂层。溶于二氯甲烷中的偶联剂，裸露出大量的 OH—和—COOH，与初始涂层上的—COOH 和 OH—发生化学连接，在初始涂层上逐渐成膜。当偶联剂 PLGA 浓度太小时，裸露出较少的 OH—和—COOH，初始涂层形成较少，不完整，不能将基体完全覆盖，这与表面形貌一致。偶联剂 PLGA 浓度增大，在溶液中游离的 OH—和—COOH 越多，在初始涂层上成膜的速度越快，所以涂层增厚。当浓度继续增大时，涂层表面继续成膜，对初始涂层的作用力逐渐增加，导致基体与初始涂层的结合力降低。同样，当浸提时间较短时，基体表面与游离的 OH—和—COOH 结合较少，形成的涂层较薄且不连续，不能将基体完全覆盖。随着浸提时间增加，游离的 OH—和—COOH 有更多时间在初始涂层表面沉积，复合涂层随浸提时间延长而增厚。但当浸提时间过长时，在初始涂层表面形成的涂层增厚，与基体间的相互作用减弱，结合能力减弱，这与结合力分析结果一致。

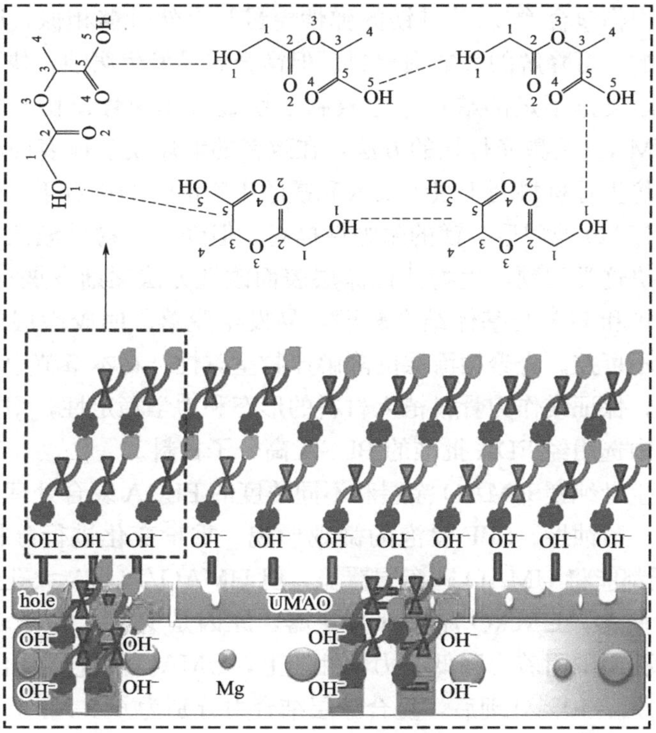

图 2-38 生物复合涂层形成机制

2.7 讨论

骨肿瘤、严重外伤等原因造成的骨缺损，特别是非承载力部位骨缺损的修复及功能重塑是困扰骨科医生的难题。目前的治疗方法多采用填充骨替代材料。骨缺损材料包括自体骨、异体骨、人工骨替代和组织工程支架等。但这些材料存在不足[19]。自体骨具有骨传导、骨诱导的功效，但其供应有限，取骨部位需手术，会增加病人的痛苦及供体部位出现感染等并发症[20]。异体骨存在传播疾病和排斥反应的风险，还存在伦理道德问题，这些问题限制其应用[21]。硫酸钙等复合材料是临床中常用的填充骨替代材料，但缺点是材料降解过快，与新骨的生成速度不匹配。另外，硬度较差，不能为基体提供有力支撑。这些问题限制其临床应用。组织工程支架常用的金属材料钛能为基体提供有力支撑，但其弹性模量较大，与基体结合较差。另外，钛不降解，不含新骨生长所需的活性成分，不利于细胞或血管的长入，不能实现骨缺损组织的再生和重建受损骨组织的功能[22]。

金属镁是一种可降解材料，是人体新陈代谢必需的金属离子，并参与人体多种蛋白质合成，与钛相比具有更优异的生物活性[23]。镁可促进钙离子在骨内的沉积，加快骨损伤愈合[24]。并且镁的弹性模量与自然骨骼相似，所以考虑将镁作为一种潜在的、可降解的骨缺损材料。但镁金属易发生腐蚀，快速降解后出现生物炎症及力学支撑不足的缺点，这限制了镁金属作为骨损伤材料的应用[25]。本研究通过 UMAO 及激光打孔的方法，在致密的锻压镁基体表面制备仿生骨陶瓷层，实现集仿生骨材料利于组织长入和镁的生物活性的优点于一体的材料。

镁经过 UMAO 处理后，镁的耐蚀性提高，但降解产物呈碱性，容易造成局部脓肿。为解决这类问题，生物活性涂层表面改性方法逐渐发展[26]，但仍存在问题，如磷酸钙和 HA 与基体结合较弱，易发生脱落。明胶涂层可以载药，但药物释放速度不可控。壳聚糖涂层的降解产物呈碱性。在本章节中，为调控金属镁的降解速率，保证镁作为骨科植入材料的形态和力学稳定性，增加临床转化可能性，在设计中选用经 FDA 批准的 PLGA 高分子材料。

本章对仿生骨纯镁 UMAO 涂层和不同浓度的 PLGA 复合处理涂层的微观形貌、力学性能、耐蚀性、SBF 浸泡的微观形貌、重量变化进行分析。不同浓度的 PLGA 涂层都能将 UMAO 陶瓷层覆盖，但 UMAO/PLGA 大孔边缘填充不均匀且存在部分脱落，UMAO 涂层部分裸露，原因是 PLGA 浓度过大，重量较大，导致在大孔周围附着力降低。力学性能上，UMAO 陶瓷层结合力为 3.3 N，而经过 1%、5%、10%处理后，复合涂层结合力分别为 6.3 N、7.0 N、7.5 N。这表明 UMAO 涂层经过 PLGA 处理后，其结合力有所提高。通过润湿角及电化学测试，比较各浓度涂层的耐蚀性能，UMAO、UMAO/PLGA 1、UMAO/PLGA 5、UMAO/PLGA 10 涂层润湿角分别为 20.6°、71.6°、73.3°、77.2°，这是因为不同浓度的 PLGA 对超声微弧氧化的陶瓷层进行封孔处理，陶瓷层孔洞被填充，限制了腐蚀介质的传递，进而起到耐蚀作用。电化学结果精确得到不同涂层的阻抗模量 $|Z|$，UMAO、UMAO/PLGA 1、UMAO/PLGA 5、UMAO/PLGA 10 涂层分别为 $4.37\times10^4\ \Omega\cdot cm^2$、$3.64\times10^5\ \Omega\cdot cm^2$、$1.52\times10^6\ \Omega\cdot cm^2$ 和 $1.95\times10^5\ \Omega\cdot cm^2$，负载 PLGA 涂层的阻抗模量相对于 UMAO 涂层提高了一个数量级。但当 PLGA 加入量继续增加到 10.0 g/L 后，UMAO/PLGA 涂层的阻抗模量值并未持续增加。因为当 PLGA 加入量为 10.0 g/L 时，溶液为悬浊液，不利于自组装涂层的形成。当 PLGA 加入量为 5.0 g/L 时，获得的 UMAO/PLGA 5 涂层具有较高的阻抗值和较好的耐蚀性。对 UMAO、UMAO/PLGA 1、UMAO/PLGA 5 和 UMAO/PLGA 10 涂层在 SBF 中浸泡 14 d 后进行分析，涂层中都有 HA 和 HCA 生成。从失重率变化情况分析，UMAO/PLGA 5 浸泡 3～7 d 显著上升而后又急剧下降，说明此浓度的涂层在同等浸泡时间下生成的羟基磷灰石更多，有利于增强基体的表面活性，进而获得生物活性高的耐蚀复合涂层。

通过对浸渍不同时间的 5% PLGA 的纯镁 UMAO 仿生骨涂层组织结构、结合力、润湿性、耐腐蚀性能进行分析。从表面形貌、润湿性和结合力上观察，发现随着浸提时间的增加，封孔效果也随之增强，各项参数也均有提高，但差异不大。由于试样只改变时间参数，因此在成分上各变量间也没有明显差异。为应用于复杂的人体环境，耐腐蚀性能成为参数选择的关键。通过对涂层电化学腐蚀的分析可以发现，UMAO/PLGA 5 浸提时间在 3 min 时可有效地抑制极化过程，降低试样的腐蚀速率，较好地保护基体。因而选择浸提 3 min 为后续研究载药的时间。

2.8 本章小结

① 采用激光打孔技术制备的仿生骨纯镁，形成外疏松内致密相互连通、交错环形排列的大小孔结构，大孔孔径为 1.0 mm，小孔孔径为 0.5 mm。

② 采用梯度电压的 UMAO 工艺，得到内外高度致密和少裂纹的微孔氧化物层。确定最佳 UMAO 工艺：一阶段电压 300 V，7 min，二阶段电压 260 V，3 min，频率 500 Hz，脉宽 50 μs。

③ PLGA 浓度为 1 wt%、5 wt%和 10 wt%涂层的阻抗值分别为 $3.64\times10^5\ \Omega\cdot cm^2$、$1.52\times10^6\ \Omega\cdot cm^2$ 和 $1.95\times10^5\ \Omega\cdot cm^2$，比与 UMAO 涂层 $4.37\times10^4\ \Omega\cdot cm^2$ 提高至少一个数量级。选择 5 wt%浓度的 PLGA 作为后续研究载药时 PLGA 的浓度。

④ PLGA 浸提 1 min、3 min、5 min 涂层的腐蚀电流密度分别为 $1.159\times10^{-6}\ A/cm^2$、$1.783\times10^{-7}\ A/cm^2$、$1.616\times10^{-6}\ A/cm^2$，浸渍 3 min 的试样耐腐蚀性能更佳，故选择 3 min 作为后续研究载药的浸渍时间。

参考文献

[1] 张煜，徐睿安，方蕾，等．梯度人工骨修复支架调控骨骼系统组织的修复与再生［J］．中国组织工程研究，2025，29（04）：846-855.

[2] Gong M，Yang X，Li Z，et al. Surface engineering of pure magnesium in medical implant applications［J］. Heliyon，2024，10（11）：31703-31711.

[3] Zhang X，Xia Y，Xu J，et al. Cell-free chitosan/silk fibroin/bioactive glass scaffolds with radial pore for in situ inductive regeneration of critical-size bone defects［J］. Carbohydrate Polymers，2024，3（32）：121945-121955.

[4] Humira A，Arvina A，Ashish K. Recent Developments in 3D Bio-Printing and Its Biomedical Applications［J］. Pharmaceutics，2023，15（1）：255-261.

[5] Sampson E D，Tibesar R，Tibesar M，et al. Liposomal Bupivacaine for Additional Analgesia at Iliac Crest Donor Site in Alveolar Bone Graft Surgery：A Retrospective Pilot Study［J］. American Cleft Palate-Craniofacial Association，2025，10（55）：625-655.

[6] 齐华荣，冯军，袁绍华，等．镁合金微弧氧化金刚石掺杂涂层制备的研究［J］．材料保护，2025，

58 (8)：128-139.

[7] 贾艳航，田宏．镁合金微弧氧化技术的研究进展 [J]. 山东化工，2025，54 (14)：89-91.

[8] 王何瀛，孟欣雨，马佳莉，等．镁表面微弧氧化/CuO 纳米粒子/聚氨酯复合涂层的构建及耐腐蚀性能研究 [J]. 表面技术，2025，54 (15)：108-119.

[9] Sanja V，Jana D，Dragana S，et al. Applications of Biodegradable Magnesium-Based Materials in Reconstructive Oral and Maxillofacial Surgery：A Review [J]. Molecules，2022，27 (17)：5529-5539.

[10] Xiang K K，Sudesh W，J D B. Toward understanding in vivo corrosion：Influence of interfacial hydrogen gas build-up on degradation of magnesium alloy implants [J]. Biomedical Materials Research. Part A，2022，111 (1)：60-70.

[11] Kui Z，Yan L，Zhenrui Z，et al. Synthesis Technology of Magnesium-Doped Nanometer Hydroxyapatite：A Review [J]. ACS Omega，2023，8 (47)：44458-44471.

[12] 于金花，李思振，覃业深，等．镁合金微弧氧化热控膜层生长行为及性能 [J]. 表面技术，2025，54 (18)：191-199.

[13] Debajyoti P，Prasad P，Bangmaya S，et al. Development of Zn-2Cu-xMn/Mg Alloys for Orthopedic Applications：Mechanical Performance to In Vitro Degradation under Different Physiological Environments [J]. ACS Biomaterials Science & Engineering，2023，9 (11)：6058-6083.

[14] Rita T，Marta L，Gomes L C，et al. Antimicrobial coatings based on chitosan to prevent implant-associated infections：A systematic review [J]. Science，2021，24 (12)：103480-103488.

[15] Manuel J G，Lorena C M，Carolina O，et al. TiNbN Hard Coating Deposited at Varied Substrate Temperature by Cathodic Arc：Tribological Performance under Simulated Cutting Conditions [J]. Materials，2023，16 (13)：4531-4543.

[16] Pouroutzidou G K，Papadopoulou L，Lazaridou M，et al. Composite PLGA-Nanobioceramic Coating on Moxifloxacin-Loaded Akermanite 3D Porous Scaffolds for Bone Tissue Regeneration [J]. Pharmaceutics，2023，15 (3)：819-831.

[17] Zahra F A，Rezvani E G，Seeram R. Improving the corrosion behavior of magnesium alloys with a focus on AZ91 Mg alloy intended for biomedical application by microstructure modification and coating [J]. Mechanical Engineers，2022，236 (8)：1188-1208.

[18] Cui A，Ouyang Z，Xu C，et al. Sub-Nanoscale Caffeic Acid-Functionalized TiO_2 Composite：Enhancing Mechanical Properties and Odontogenic Differentiation Capacity of Resin-Based Dental Restoration [J]. Small，2024，21 (6)：447-460.

[19] Villaseñor E E，Bahena P R，Garcidueñas C L A，et al. Parosteal osteosarcoma with low grade chondrosarcoma and liposarcoma components. A rare histologic variant. Case report and literature review [J]. Acta Ortopedica mexicana，2024，38 (2)：113-118.

[20] Leidinger B. CORR Insights：Intercalary Resection of the Tibia for Primary Bone Tumors：Are Vascularized Fibula Autografts With or Without Allografts a Durable Reconstruction [J]. Clinical Orthopaedics and Related Research，2024，482 (6)：976-978.

[21] Ntravaia J T，Graham T，Kim H S，et al. Smart orthopedic biomaterials and implants [J]. Current Opinion in Biomedical Engineering，2023，25 (12)：439-451.

[22] Alwani F A，Keran Z，Mar D M B，et al. Bioresorbable Chitosan-Based Bone Regeneration Scaffold Using Various Bioceramics and the Alteration of Photoinitiator Concentration in an Extended UV

Photocrosslinking Reaction [J]. Gels，2022，8 (11)：696-706.

[23] Takata K，Yugami M，Karata S，et al. Plates made from magnesium alloy with a long period stacking ordered structure promote bone formation in a rabbit fracture model [J]. Scientific Reports，2025，15 (1)：12210-12221.

[24] Holbrook S H，Wideman M，Hunter C M，et al. Intramedullary Fixation of Metacarpal Fractures Utilizing Retrograde Screws versus Antegrade Steinmann Pins：A Retrospective Review [J]. North America，2025，56 (4)：369-374.

[25] Shen Z，Zhou X，Zhao M，et al. A Structural Optimization Framework for Biodegradable Magnesium Interference Screws [J]. Biomimetics，2025，10 (4)：210-222.

[26] Brouwer S M，Lindqvist-Reis P，Persson D P，et al. Visualising the ionome in resistant and susceptible plant-pathogen interactions [J]. The Plant journal：for cell and molecular biology，2021，108 (3)：870-885.

3

纯镁载黄连素仿生骨功能涂层组织结构及性能

3.1 引言

骨损伤部位药物浓度低是骨损伤难以治疗的关键原因，也是细菌形成耐药性的原因之一，而在局部植入抗菌药物，在局部达到高浓度并且杀死损伤部位的细菌，对于骨损伤等疾病的治疗具有非常高的价值。中医药是中华民族的瑰宝。在传统中医学中，常服用一些中药汤剂促进骨愈合和再生或治疗骨疾病，且疗效显著。黄连素是黄连的主要有效成分，在抗菌和促进骨方面成果显著[1]。然而，在当前的骨修复领域，无论是诱骨功能材料、仿生基质材料，还是中药治疗，都处于独立研究状态，鲜有研究将各方法的优势结合。

在第 2 章中，在纯镁表面通过超声微弧氧化耦联 PLGA 复合涂层，PLGA 可以对金属镁表面微弧氧化涂层的微孔进行填充，有效地阻止镁被体液侵蚀，并且其降解周期明显延长，确定最佳工艺参数为 PLGA 浓度 5 wt%，浸提 3 min 最佳。因此，本章以 UMAO 和 UMAO/PLGA 涂层为对照组，将黄连素作为抗菌及诱骨功能材料，添加到 PLGA 中，形成 UMAO/PLGA-BR 生物功能涂层作为实验组。依据文献报道的黄连素最低抑菌浓度[2,3]，高效液相色谱（HPLC）检测涂层中药物含量，缓释黄连素药物浓度变化为 1.5 g/L、3.0 g/L、6.0 g/L，分别标记为 UMAO/PLGA-BR 1.5、UMAO/PLGA-BR 3.0、UMAO/PLGA-BR 6.0，研究载药涂层在 SBF 中的耐蚀性；分析涂层表面体外磷灰石的生长机制；UMAO/PLGA-BR 涂层黄连素释放情况；揭示涂层黄连素释放机制及磷灰石沉积机制；通过量子化学计算涂层的形成及耐蚀机制。

3.2 载黄连素功能涂层的结构

3.2.1 功能涂层X射线衍射分析

各种涂层XRD的相结构如图3-1所示。与国际中心衍射数据（ICDD）对比，UMAO涂层主要由MgO(ICDD：65-0476）和Mg_2SiO_4(ICDD：83-1807）组成。另外，由于涂层较薄，检测到基体，在衍射峰中存在Mg相（ICDD：35-0821)。比较各涂层间的差异，与UMAO涂层相比，UMAO/PLGA涂层Mg的衍射峰强度降低，表明基体表面有涂层形成。与UMAO和UMAO/PLGA涂层相比，UMAO/PLGA-BR涂层MgO、Mg_2SiO_4、Mg衍射峰的强度降低，表明负载药物后，涂层增厚，对基体形成保护。因PLGA和黄连素由C、H、O、N元素组成，在XRD中未能检测出，需要进行红外光谱和XPS分析，以确定PLGA和黄连素负载情况。

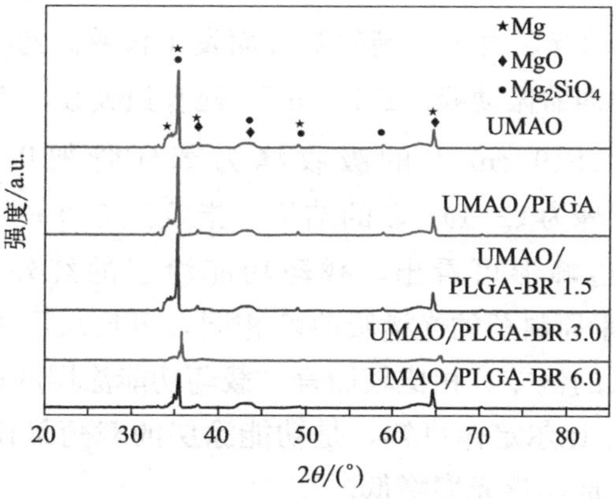

图3-1 不同涂层XRD谱图

3.2.2 功能涂层红外光谱分析

图3-2所示为UMAO、UMAO/PLGA、浸提黄连素涂层及黄连素的红外光谱图。UMAO红外光谱中［图3-2(a)]，在420 cm^{-1}处有Mg—O特征吸收峰[4]。UMAO/PLGA涂层红外光谱中［图3-2(b)]，在1778 cm^{-1}处有C═O键的非伸缩振动峰，在3702 cm^{-1}处有小尖峰，为PLGA结构分子中—OH伸缩振动峰左移的结果[5]。对比UMAO/PLGA和UMAO/PLGA-BR 3.0的红外光谱曲线，同样有明显的PLGA吸收峰。

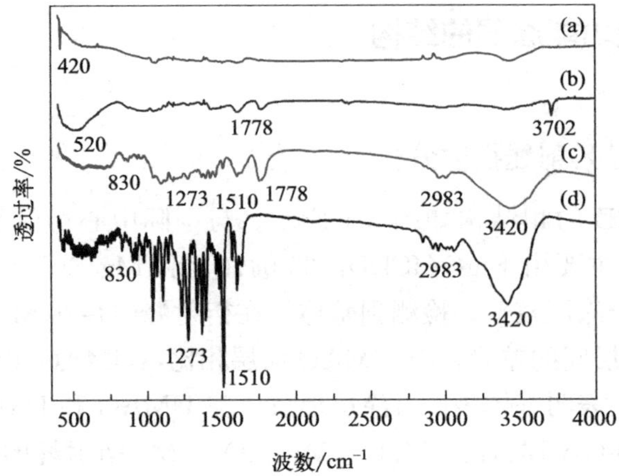

图 3-2　涂层红外光谱分析

(a) UMAO；(b) UMAO/PLGA；(c) UMAO/PLGA-BR 3.0；(d) BR

黄连素原料药红外光谱［图 3-2(d)］在 3420 cm^{-1} 处有宽而强的吸收峰，判断为—OH 的伸缩振动峰，由于氢键的缔合而发生偏移。2983 cm^{-1}、1778 cm^{-1} 处为—CH_3 的不对称伸缩振动峰；1510 cm^{-1} 处有强吸收，为—COOH 的伸缩振动峰；1585 cm^{-1}、1519 cm^{-1} 的吸收峰为苯环骨架以及苯环上的双键；1177 cm^{-1} 处的吸收峰为 C—O—C 的结构；指纹区 830 cm^{-1} 左右多个小峰为苯环取代峰[6]。通过峰形可看出，载药功能涂层的红外光谱图中的吸收峰［图 3-2(c)］与黄连素原料药的光谱吸收峰相同，可见涂层表面成功负载了黄连素。但透光率有较大的偏差。相比较而言，载药功能涂层的透光率远远低于黄连素原料药，根据朗伯-比尔定律可知，是功能涂层的载药量比同量黄连素原料药的浓度低的缘故，造成其透光率降低。

3.2.3 功能涂层 X 射线光电子谱分析

负载不同浓度黄连素涂层的 XPS 测试结果如图 3-3 所示。图 3-3(a) 为改变不同 BR 加入量涂层的 XPS 全谱图；图 3-3(b)～(d) 为 UMAO/PLGA-BR 3.0 涂层的 O、C、N 精细拟合图。UMAO/PLGA-BR 3.0 和 UMAO/PLGA-BR 6.0 涂层中元素相同。

仅以 UMAO/PLGA-BR 3.0 涂层为例，进一步对 UMAO/PLGA-BR 涂层进行峰分析。对 O 1s 元素进一步分析［图 3-3(b)］，在 530.8 eV 处有显著特征峰，为 Mg—O 键中氧元素的结合能[7,8]；531.4 eV 处的特征峰，为黄连素中—OH 官能团里 O 元素的结合能。对 C 1s 进一步分析［图 3-3(c)］，286.3 eV 处的特征峰为 PLGA 中—C—O—和—C—N 中 C 元素；284.6 eV 为 PLGA 中—C—H 和—C—C—中 C 元素以及黄连素中 C═C 官能团中的 C 元素[9,10]。对 N 1s 峰进行分析［图 3-3(d)］，位于 398.6 eV 和 399.7 eV 的特征峰，归属于黄连素中的 C—N[11]。

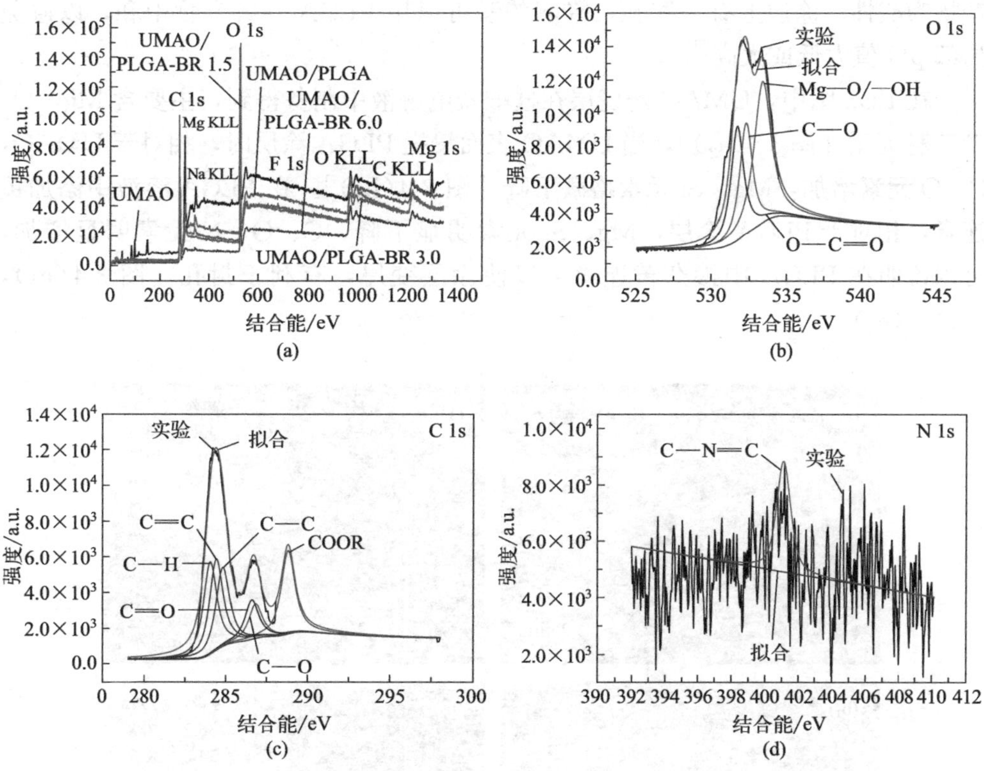

图 3-3　负载黄连素涂层 XPS 图

3.3 载黄连素功能涂层表面及断面形貌

3.3.1 功能涂层表面形貌及元素分析

UMAO、UMAO/PLGA、UMAO/PLGA-BR 1.5、UMAO/PLGA-BR 3.0、UMAO/PLGA-BR 6.0 表面的 SEM 和 EDS 见图 3-4。从图中可以看出，UMAO 涂层的表面呈典型蜂窝状多孔结构［图 3-4(a_1)］，这是体液浸蚀基的通道，会腐蚀纯 Mg 基体并加快降解。经浸提 PLGA 处理后，获得的 UMAO/PLGA 涂层表面剩余少量蜂窝和孔洞［图 3-4(b_1)］，形成均匀致密的表面涂层，但涂层表面出现裂纹。UMAO/PLGA-BR 涂层的表面被 PLGA-BR 涂层覆盖。当 BR 含量为 1.5 g/L 时，UMAO 的形态开始变得模糊［图 3-4(c_1)］。当 BR 的含量为 3.0 g/L 和 6.0 g/L 时［图 3-4(d_1)，(e_1)］，涂层的表面形态显著改变。PLGA-BR 填充大多数的 UMAO 陶瓷层，因此孔的尺寸和数量减少，并且具有更好的致密性。随着药物量的增加，UMAO 的形态被更完全地覆盖。由于 PLGA 降解产物为酸性，涂层上有一些孔，降解的镁可以用 PLGA 降解产物中和，以避免局部 pH 值太低或太高[12]。

在 EDS 图中，UMAO 陶瓷层在硅酸盐电解液中制备得到，主要含 Mg，O，Si 三种元素［图 3-4(a_2)］，当 UMAO 表面浸提 PLGA 涂层时，相对于 UMAO，C、O 元素增加，Mg、Si 元素略微下降［图 3-4(b_2)］。在 PLGA 溶液中添加黄连素，相对于 PLGA 涂层，Mg、Si 元素明显下降，C、O、N 元素明显增加，可以说明在 PLGA 中掺杂黄连素可以使涂层变厚，有利于封孔［图 3-4(c_2)，(d_2)，(e_2)］。

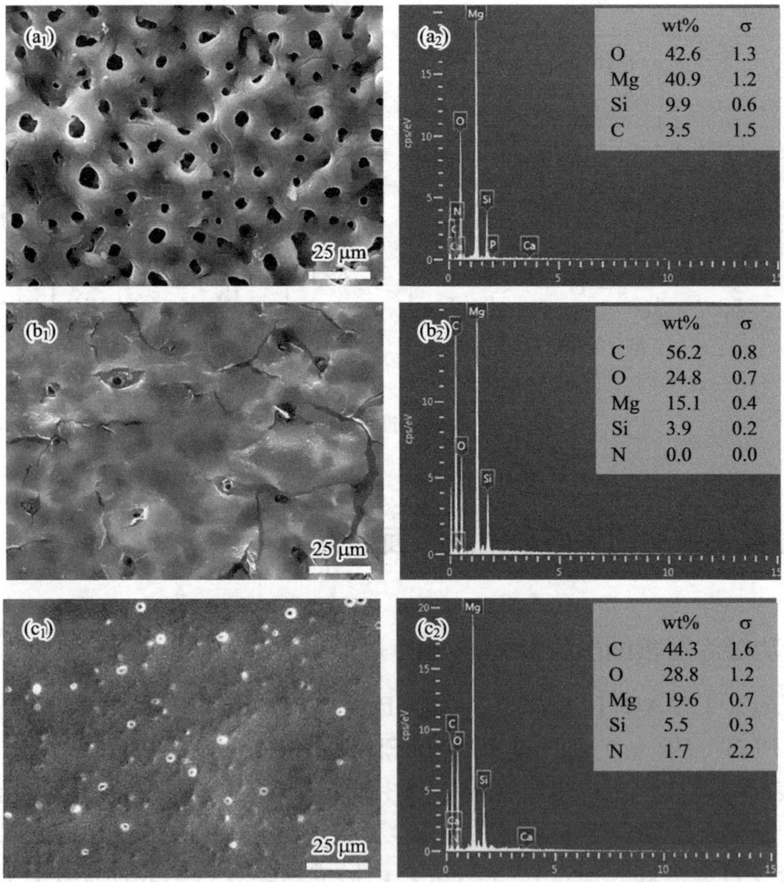

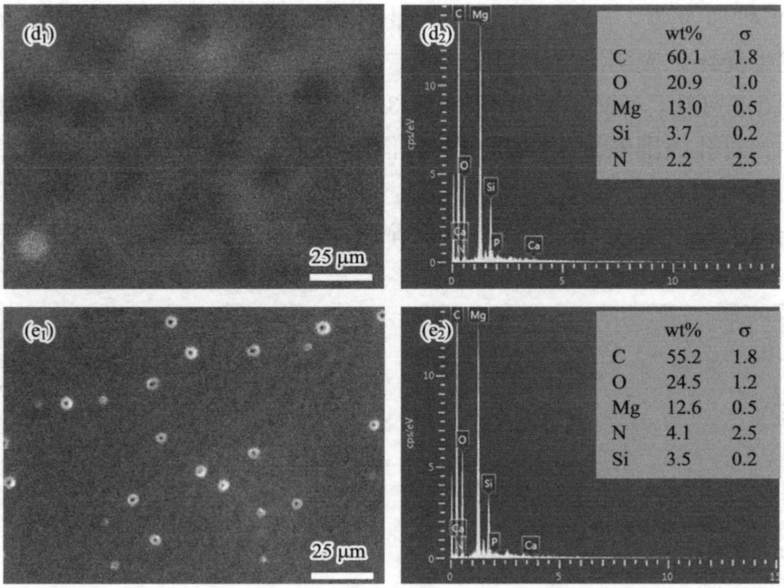

图 3-4 不同涂层 SEM 和 EDS 分析

(a_1)，(a_2) UMAO；(b_1)，(b_2) UMAO/PLGA；(c_1)，(c_2) UMAO/PLGA-BR 1.5；(d_1)，(d_2) UMAO/PLGA-BR 3.0；(e_1)，(e_2) UMAO/PLGA-BR 6.0

3.3.2 功能涂层断面形貌及线扫描分析

图 3-5 是 UMAO、UMAO/PLGA、UMAO/PLGA-BR 1.5、UMAO/PLGA-BR 3.0、UMAO/PLGA-BR 6.0 不同涂层 SEM 断面及能谱分析。UMAO 涂层厚度为 3～4 μm，UMAO/PLGA 涂层厚度为 10.12.5 μm［图 3-5(b_1)］，UMAO/PLGA-BR 1.5 涂层的厚度约为 11～13 μm［图 3-5(c_1)］，UMAO/PLGA-BR 3.0 涂层的厚度约为 12～14 μm［图 3-5(d_1)］，UMAO/PLGA-BR 6.0 为 11～13 μm。浸提黄连素的涂层具有明显的致密结构，且涂层厚度随着药物浓度的增加发生变化，先增加后减小。这是由于，溶剂体积一定，加入过多的黄连素药物，消耗更多的溶剂，而溶解 PLGA 的溶剂减少，导致溶剂浓度低于 5%，根据第 2 章结果可知，浓度越低，PLGA 的涂层厚度越小。在 UMAO/PLGA-BR 6.0 涂层断面中，可见白色细小颗粒，分析是黄连素药物浓度过高，未溶解的药物。这与上面的分析结果一致。能谱线扫描分析图可见 UMAO 涂层主要为 Mg、O 和 Si 元素［图 3-5(a_2)］，从涂层到基体，线扫描镁含量逐渐升高，Si 元素分布在 UMAO 层截面中。PLGA 涂层主要为 O、C 元素［图 3-5(b_2)］，从 PLGA 涂层到 UMAO 层中 Si 元素含量变高，O、C 元素逐渐变低。能谱线扫描分析图可见［图 3-5(c_2)，(d_2)，(e_2)］，黄连素不同加入量涂层中均含有 Mg、

O、C、N 和 Si 元素，随着黄连素加入量的增加 UMAO/PLGA-BR 涂层的 N 元素含量发生变化，表明涂层负载黄连素。

由图 3-5 可知，UMAO/PLGA-BR 3.0 涂层整体效果较好，为验证涂层的整体连续性，对孔周围断面进一步分析，图 3-6 为 UMAO/PLGA-BR 3.0 涂层孔周围断面结构的元素分布图及线扫描图。图 3-6(a) 为 UMAO/PLGA-BR 3.0 涂层断面结构所有元素分布图，UMAO 涂层主要由 Mg、O、Si 组成，PLGA 主

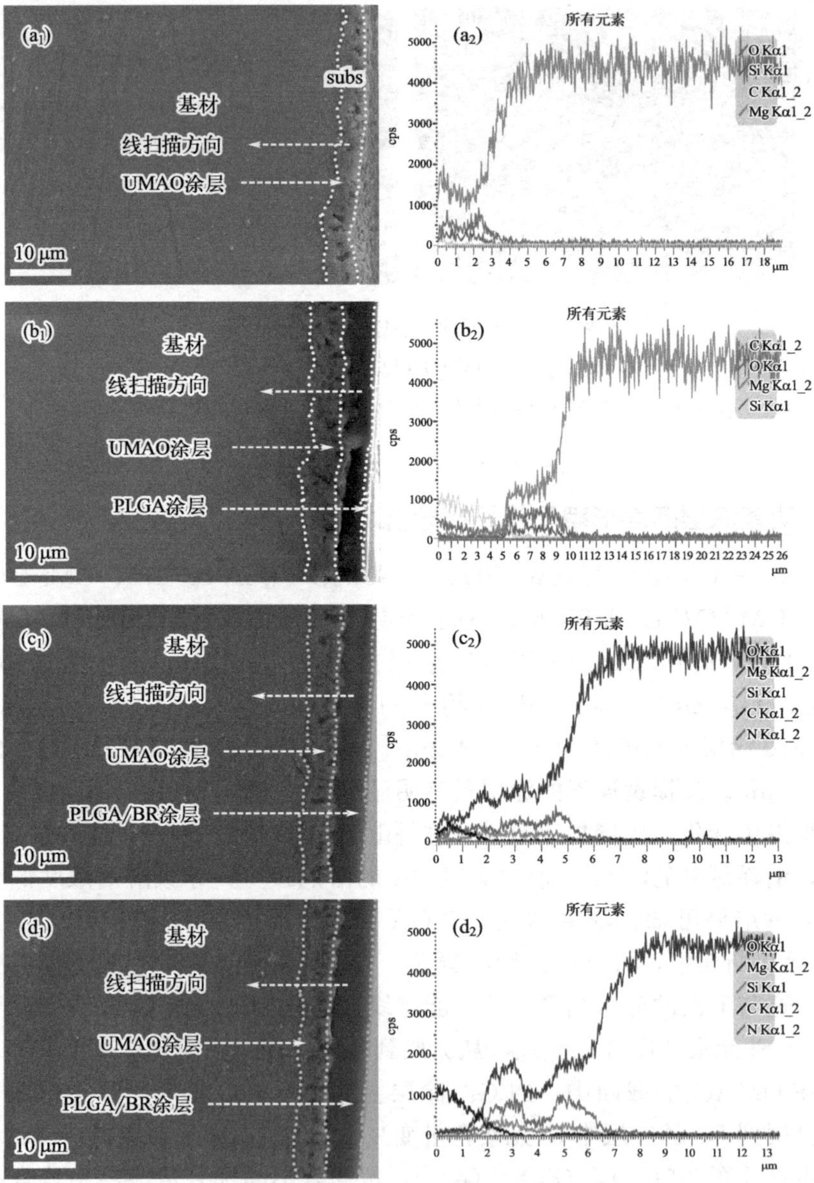

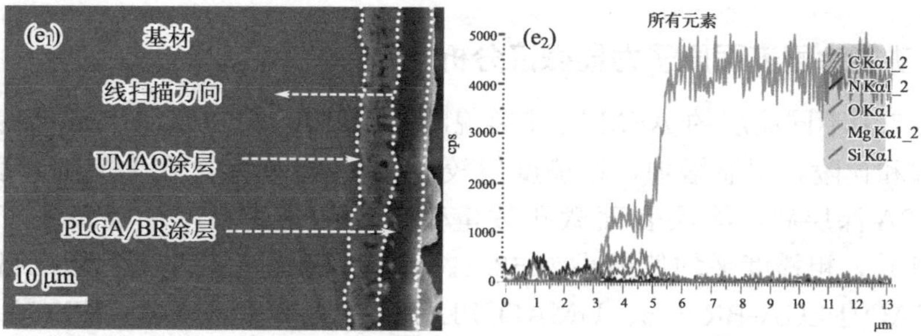

图 3-5 涂层断面及能谱线扫描

(a_1)，(a_2) UMAO；(b_1)，(b_2) UMAO/PLGA；(c_1)，(c_2) UMAO/PLGA-BR 1.5；(d_1)，(d_2) UMAO/PLGA-BR 3.0；(e_1)，(e_2) UMAO/PLGA-BR 6.0

要元素组成为C、H、O，黄连素主要由PLGA主要元素组成为C、H、O、N组成。因为H元素在EDS中不能检测，所以最终选择Mg、Si、C、O、N。图3-6(b)和图3-6(f)分别为Mg、Si元素分布图。图3-6(c)、图3-6(d)和图3-6(e)分别为C、O、N元素分布图，可以发现在孔周围，由于PLGA-BR的覆盖，在紧挨着的UMAO陶瓷层有一层连续的C、O、N元素条带，且整体厚度均匀，这表明通过浸提得到的PLGA-BR涂层是均匀连续的。

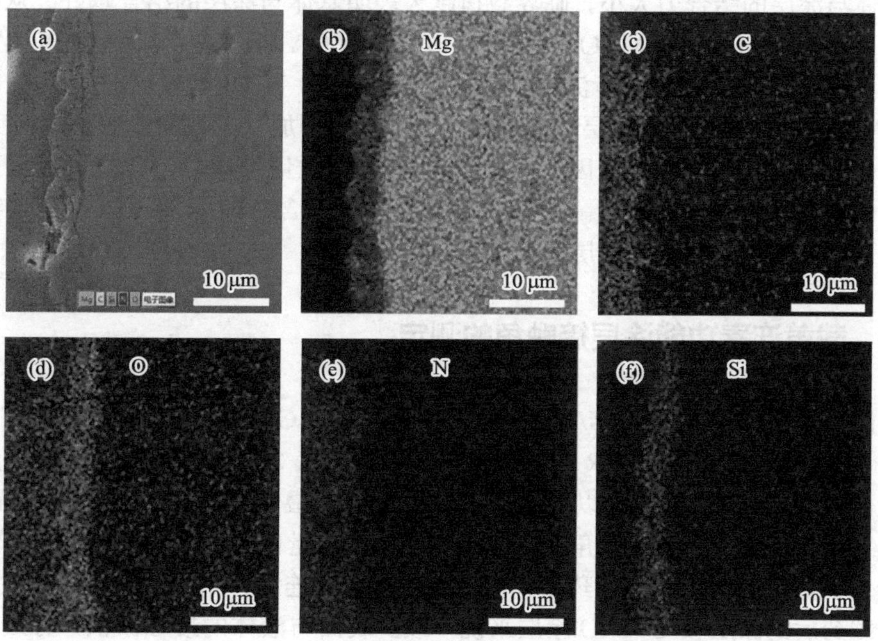

图 3-6 UMAO/PLGA-BR 3.0 断面结构元素分布图

3.3.3 功能涂层表面原子力显微镜分析

图 3-7 为不同涂层的 AFM 三维形貌图及粗糙度值。UMAO 涂层的表面密布着凸起和丘陵，明显增加，粗糙度值较大［图 3-7(a)］。在 UMAO 陶瓷层上负载 PLGA 涂层后，涂层表面微孔数量变少、孔径变小，涂层表面较为平整［图 3-7(b)］，粗糙度平均值最小为 62.1。不同 BR 加入量改变涂层的微观粗糙度。UMAO/PLGA-BR 1.5、UMAO/PLGA-BR 3.0 和 UMAO/PLGA-BR 6.0 涂层的 *Ra* 平均值分别为 92.4 nm、190 nm 和 145 nm。UMAO/PLGA-BR 1.5 表面粗糙度相比于 UMAO 呈下降趋势，这使 PLGA-BR 有效地消除 UMAO 表面上的隆起，并降低涂层的表面粗糙度［图 3-7(c)］。随着 BR 含量的增加，表面粗糙度值呈增加趋势。在 BR 的加入量为 3.0 g/L 时，涂层表面的凸起和凹陷增加，并且涂层的粗糙度变大［图 3-7(d)］。BR 的加入量为 6.0 g/L 时，表面粗糙度变小。这是因为 BR 进一步填充涂层表面的孔，并且涂层变得平坦［图 3-7(e)］。可见，BR 的加入量对 UMAO/PLGA-BR 涂层的 *Ra* 值有较大影响。

3.4 载黄连素功能涂层结合强度测定

图 3-8 是不同涂层结合力曲线。曲线第一个变化值作为涂层的临界载荷，反映基体与涂层的结合力大小，临界载荷越大表明基体与涂层的结合越好。从横坐标可以看出 UMAO、UMAO/PLGA、UMAO/PLGA-BR 1.5、UMAO/PLGA-BR 3.0、UMAO/PLGA-BR 6.0 涂层结合力分别为 3.3 N、5.1 N、5.6 N、6.1 N、6.0 N。载入黄连素后，涂层整体的结合力都有所增加。当载药量为 3.0 g/L 时，涂层的结合强度最好。这是因为 PLGA 分子中有大量的羰基，含有大量的孤对电子，能和基体镁结合；另一方面，黄连素分子上含有的 N 原子，上面含有空轨道，两者相互作用，使涂层表面结合强度增加。

3.5 载黄连素功能涂层接触角的测定

图 3-9 是 UMAO、UMAO/PLGA、UMAO/PLGA-BR 1.5、UMAO/PLGA-BR 3.0、UMAO/PLGA-BR 6.0 涂层接触角图。表 3-1 是不同载药量的接触角测量数值表。从图表中可以看出，UMAO 的润湿角为 20.6°，亲水性优异。UMAO/PLGA 的涂层润湿角为 73.3°，随着载药量的增加，润湿角有所降低，但降低不多。分析原因，载药后，涂层表面含有黄连素，亲水性增强，润湿角减小。载药后的涂层较 UMAO 涂层来说，减少表面与液体的接触面积，有效缓解液体对涂层的渗入，提高试样的耐蚀性。与 UMAO/PLGA 的涂层相比，载药涂层润湿角略有降低，说明黄连素的加入未对试样的润湿角产生明显影响。

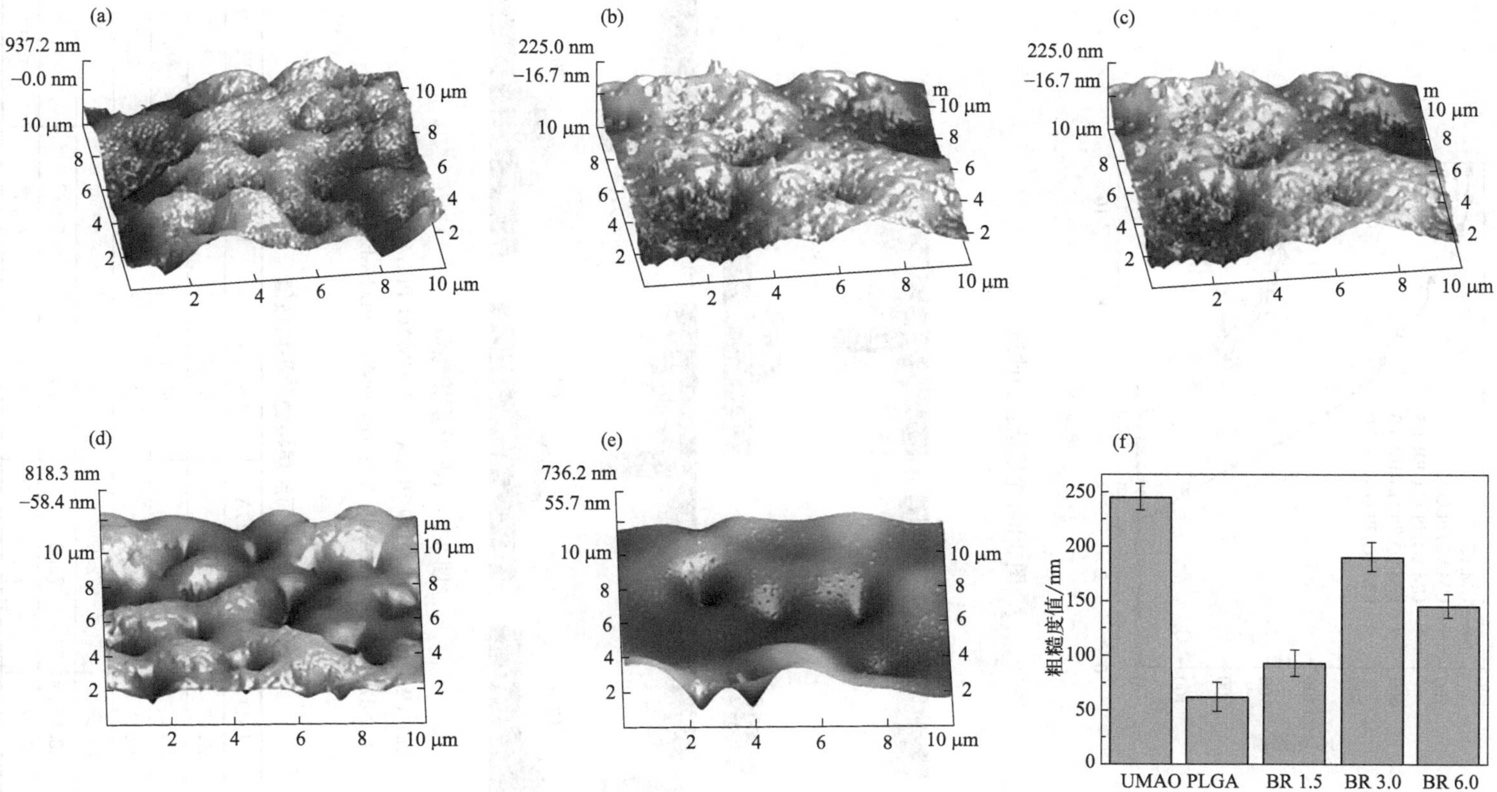

图 3-7　涂层 AFM 形貌及粗糙度值

(a) UMAO；(b) UMAO/PLGA；(c) UMAO/PLGA-BR 1.5；(d) UMAO/PLGA-BR 3.0；(e) UMAO/PLGA-BR 6.0；(f) 表面粗糙度

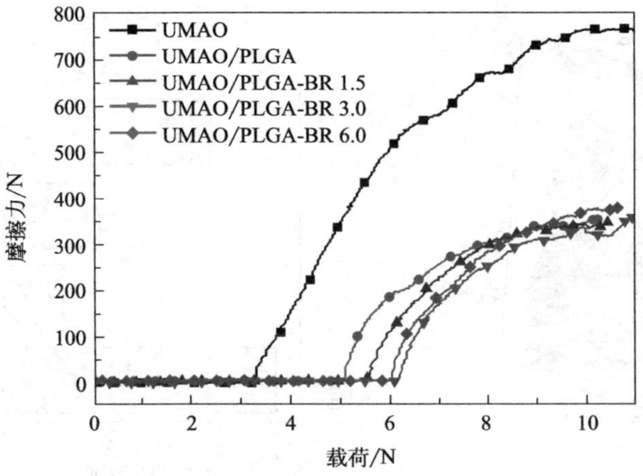

图 3-8　涂层结合力曲线

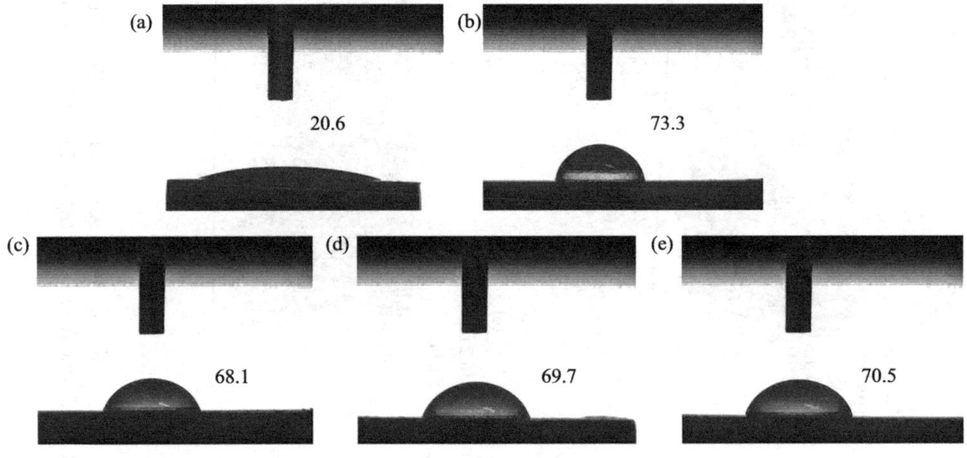

图 3-9　不同涂层接触角

(a) UMAO；(b) UMAO/PLGA；(c) UMAO/PLGA-BR 1.5；
(d) UMAO/PLGA-BR 3.0；(e) UMAO/PLGA-BR 6.0

表 3-1　不同涂层接触角平均数值

样品	UMAO	UMAO/PLGA	BR 1.5	BR 3.0	BR 6.0
接触角 1	20.1°	73.9	67.4°	70.2°	71.4°
接触角 2	20.1°	72.7	69.1°	69.5°	69.6°
接触角 3	20.9°	73.3	68.4°	68.9°	71.1°
接触角 4	21.2°	72.6	67.2°	69.4°	70.6°
接触角 5	20.8°	73.2	68.5°	70.6°	69.6°
平均值	20.6°	73.3	68.1°	69.7°	70.5°

3.6 载黄连素功能涂层耐腐蚀性能分析

3.6.1 功能涂层电化学分析

UMAO、UMAO/PLGA、UMAO/PLGA-BR 1.5、UMAO/PLGA-BR 3.0、UMAO/PLGA-BR 6.0 涂层的极化曲线见图 3-10。通过拟合得到的有关数值见表 3-2，UMAO、UMAO/PLGA、UMAO/PLGA-BR 1.5、UMAO/PLGA-BR 3.0 和 UMAO/PLGA-BR 6.0 g/L 涂层的腐蚀电流密度（i_{corr}）分别为 2.26×10^{-6} A/cm^2、1.783×10^{-7} A/cm^2、3.33×10^{-7} A/cm^2、3.14×10^{-8} A/cm^2 和 1.26×10^{-7} A/cm^2。不同 BR 含量涂层的腐蚀电流密度比 UMAO 至少低一个数量级，这说明不同 BR 加入量的涂层相比于 UMAO 涂层，都可以更有效地对镁基底保护。在载药涂层中，UMAO/PLGA-BR 3.0 涂层的 i_{corr} 值最低。材料的自腐蚀电压受热力学因素影响较大，一般以腐蚀电流为评判依据，电流密度越小，材料的耐蚀性越好[13]。

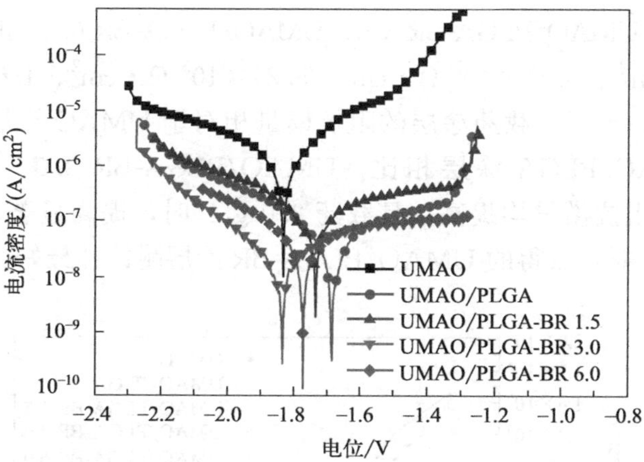

图 3-10 不同涂层的极化曲线

表 3-2 不同涂层极化曲线数据结果

样品	UMAO	UMAO/PLGA	UMAO/PLGA-BR 1.5	UMAO/PLGA-BR 3.0	UMAO/PLGA-BR 6.0
E_{corr}/V	−1.834	−1.521	−1.741	−1.872	−1.769
I_{corr}/(A/cm^2)	2.26×10^{6}	1.783×10^{-7}	3.33×10^{-7}	3.14×10^{-8}	1.26×10^{-7}
CR/(mm/yr)	5.16×10^{-3}	4.02×10^{-3}	7.60×10^{-4}	7.17×10^{-5}	2.88×10^{-4}

进一步对不同 BR 加入量的涂层进行 EIS 测量，见图 3-11。随着 BR 加入量的增加，载药涂层的 Nyquist 阻抗半径越来越大，但当 BR 加入量继续增加到 6.0 g/L 后，UMAO/PLGA-BR 涂层的阻抗模量值并未持续增加。因为当 BR 加入量为 6.0 g/L 时，溶液为悬浊液，涂层覆盖不均匀，阻抗值降低，耐蚀性下降。

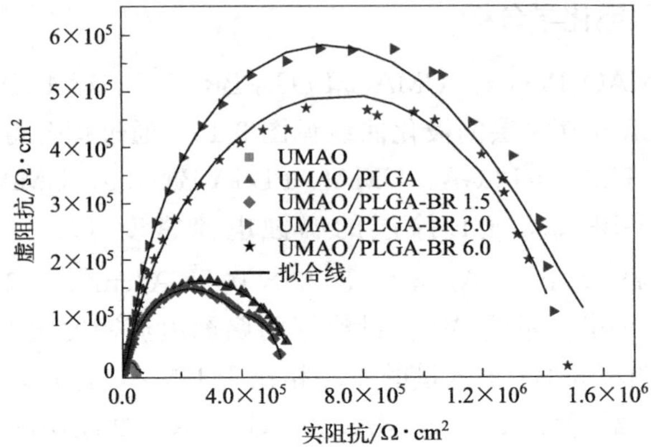

图 3-11　不同涂层 Nyquist 图

不同涂层的阻抗模量 | Z | 见图 3-12。UMAO、UMAO/PLGA、UMAO/PLGA-BR 1.5、UMAO/PLGA-BR 3.0、UMAO/PLGA-BR 6.0 的阻抗模量分别为 4.20×10^4 Ω·cm²、5.34×10^5 Ω·cm²、5.24×10^5 Ω·cm²、1.68×10^6 Ω·cm² 和 1.41×10^6 Ω·cm²，载药涂层的阻抗模量相对于 UMAO 涂层提高了一个数量级。与 UMAO/PLGA 涂层相比，UMAO/PLGA-BR 3.0、UMAO/PLGA-BR 6.0 涂层的阻抗模量均提高，且载药 3.0 g/L 时，提高显著，说明当 BR 加入量为 3.0 g/L 时，获得的 UMAO/PLGA-BR 涂层耐蚀性最好。

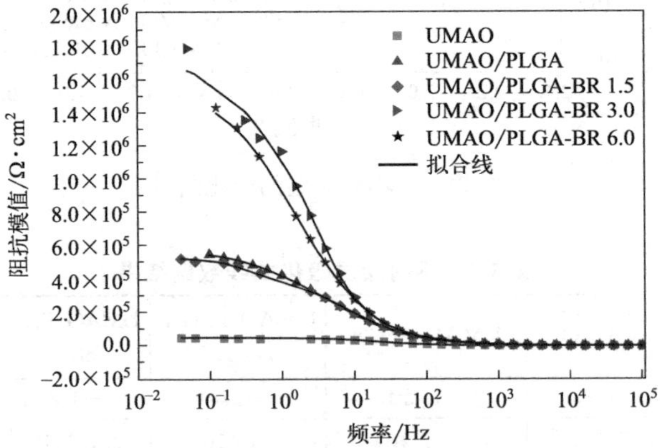

图 3-12　不同涂层拟合阻抗模量图

UMAO、UMAO/PLGA、UMAO/PLGA-BR 1.5、UMAO/PLGA-BR 3.0、UMAO/PLGA-BR 6.0 涂层的 Bode 图见图 3-13。UMAO、UMAO/PLGA、UMAO/PLGA-BR 1.5、UMAO/PLGA-BR 3.0、UMAO/PLGA-BR 6.0 涂层的相位角分别为 68°、60°、65°、69°和 62°，相差不大，但载药后涂层的相位角向高频区移动，表明耐蚀性提高。当 BR 加入量达到 3.0 g/L 时，涂层相位角最大，且向高频移动范围宽泛，表明耐腐蚀性较高。载药涂层的 Nyquist 图与 Bode 图结果相一致。

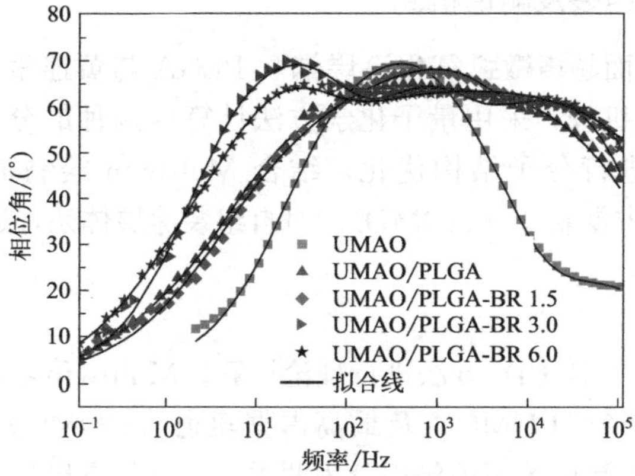

图 3-13　涂层相位角图

图 3-14 为 UMAO/PLGA-BR 3.0 涂层等效电路，拟合结果见表 3-3。R_s 是腐蚀溶液阻抗，R_1 是 PLGA-BR 涂层的阻抗，R_2 代表 UMAO 涂层的阻抗。CPE_1 和 CPE_2 是双电层电容常相位角元件，CPE_1 代表 PLGA-BR 载药层的容抗，CPE_2 代表 UMAO 致密层涂层的容抗。

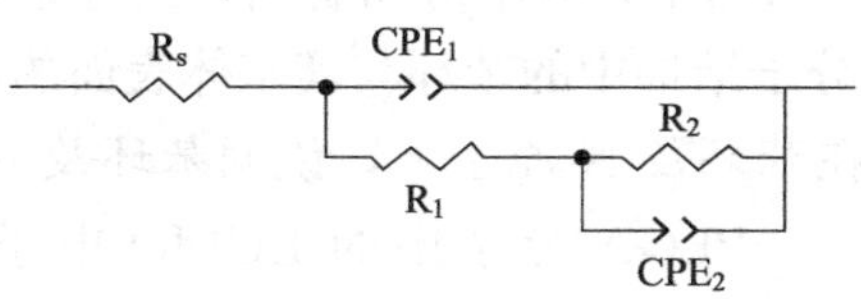

图 3-14　UMAO/PLGA-BR 3.0 涂层等效电路模型

表 3-3　涂层等效电路拟合数值

样品	$R_s/\Omega\cdot cm^2$	$CPE_1/F\cdot cm^2$	$R_1/\Omega\cdot cm^2$	$CPE_2/F\cdot cm^2$	$R_2/\Omega\cdot cm^2$
UMAO	269.2	2.59×10^{-5}	1.18×10^{4}	4.35×10^{-7}	4.37×10^{4}
UMAO/PLGA	174.2	3.87×10^{-8}	8.12×10^{5}	2.02×10^{-7}	4.94×10^{5}

续表

样品	$R_s/\Omega \cdot cm^2$	$CPE_1/F \cdot cm^2$	$R_1/\Omega \cdot cm^2$	$CPE_2/F \cdot cm^2$	$R_2/\Omega \cdot cm^2$
BR 1.5	126.9	4.16×10^{-6}	1.17×10^{5}	1.67×10^{-7}	4.31×10^{5}
BR 3.0	152.1	1.06×10^{-8}	1.61×10^{6}	1.09×10^{-7}	7.02×10^{5}
BR 6.0	117.9	7.49×10^{-9}	1.29×10^{6}	1.46×10^{-7}	1.95×10^{5}

3.6.2 功能涂层组装及耐蚀机制

为研究纯镁表面超声微弧氧化涂层耦联 PLGA 与黄连素形成的功能涂层组装机制及耐蚀作用机理，采用量子化学方法计算这两种的分子结构特点，利用 Gaussian 09 软件进行分子结构优化，结合 Multiwfn 绘制最低未被占据轨道（LUMO）及最高占据轨道（HOMO）。对自组装涂层体系，通过量子化学计算，探究自组装机制。

(1) 前沿轨道

采用 B3LYP6-31G（d）方法进行理论计算。Multiwfn 绘制 PLGA 和黄连素的最低未被占据轨道（LUMO）及最高占据轨道（HOMO），见图 3-15。相关参数见表 3-4。有机涂层的耐蚀作用分为两类：一类是有机分子上孤对电子的 N、O 等原子，或是不饱和双键及环状的大 π 键，向基体的空轨道提供电子，进而提高耐蚀性；一类是有机涂层向金属提供电子，有机分子接受金属的电子，形成相互作用，增强了基体的稳定性，进而提高耐蚀性。因此，分析 PLGA 和黄连素两个分子的有效活性位点，是研究其增强耐蚀性的关键。ELUMO 可以判别分子接受电子能力，EHOMO 可以判别分子给电子能力，ELUMO 越小，分子接受电子的能力增强；EHOMO 越小，原子核对电子的吸引能力增强，电子稳定，给电子能力小[14,15]。从图 3-15 中可以看出，黄连素的 HOMO 电子云主要在苯环上，说明黄连素分子结构中的苯环与镁基体表面的原子相互作用；而黄连素分子 LUMO 电子云在苯环及 N 原子上，说明苯环及 N 原子会接受镁基体表面的电荷，形成涂层[16]。PLGA 分子中的 LUMO 电子云主要在 O 原子上，HOMO 电子云主要在侧链上，说明 PLGA 通过 O 原子向镁提供电子，也可在侧链上接受电子，形成保护层[17]。

从表 3-4 可知，黄连素的 ELUMO 值大于 PLGA 相应的数值，而 EHOMO 的绝对值小于 PLGA 相应的数值，表明 PLGA 更易与基体结合，形成稳定的涂层。偶极矩（μ）对涂层形成有一定的影响，分子 μ 越大，越易在基体表面形成涂层[18]。比较黄连素和 PLGA 的 μ 值，PLGA 的偶极矩更大，说明 PLGA 其在镁基体表面作用更强。

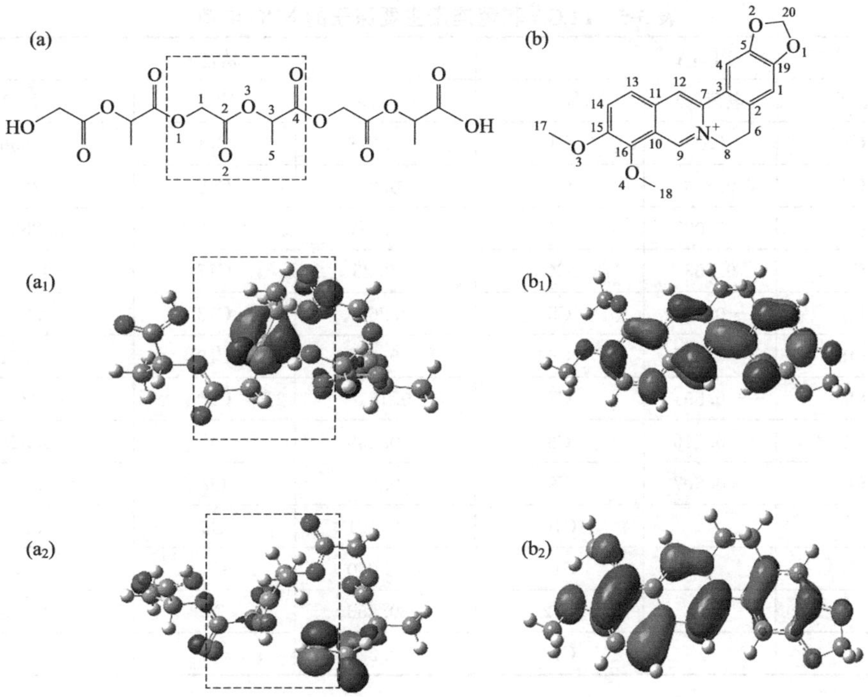

图 3-15 PLGA 和黄连素前沿轨道

(a) PLGA 平面图；(a_1) PLGA 的 LUMO 图；(a_2) PLGA 的 HOMO 图；

(b) PLGA 平面图；(b_1) BR 的 LUMO 图；(b_2) BR 的 HOMO 图

表 3-4 PLGA 和黄连素前线轨道参数

名称	ELUMO	EHOMO	偶极矩(μ)
PLGA	0.687 eV	−9.505 eV	4.427
黄连素	0.887 eV	−4.809 eV	2.116

(2) PLGA 和黄连素自然键轨道（NBO）电荷分布

为进一步确定黄连素与 PLGA 的活性吸附位点，对比两分子中心原子活性。利用 Gaussian 09 计算黄连素与 PLGA 的原子电荷。在中性分子下，计算 NBO 电荷分布，见表 3-5。依据 NBO 电荷分布分析黄连素和 PLGA 的活性位点及强弱[19]。PLGA 分子中 C5 和 O4 的电负性增强，表明这两个位点优先和镁作用，形成涂层。而黄连素分子中 C6、C9、O4 及 N 原子电负性较强，表明这几个位点易与 Mg 结合，但黄连素分子中活性位点的电负性均小于 PLGA 分子中的电负性，表明 PLGA 更易与 Mg 结合形成涂层。

表 3-5　PLGA 和黄连素主要原子的 NBO 电荷

PLGA		黄连素			
原子	电荷(e)	原子	电荷(e)	原子	电荷(e)
C1	−0.210	C1	−0.273	C14	−0.336
C2	0.813	C2	−0.028	C15	0.286
C3	−0.005	C3	−0.077	C16	0.255
C4	0.863	C4	−0.25	C17	−0.313
C5	−0.706	C5	0.260	C18	−0.304
O1	−0.547	C6	−0.477	C19	−0.271
O2	−0.591	C7	0.181	C20	0.220
O3	−0.546	C8	−0.239	O1	−0.528
O4	−0.607	C9	−0.552	O2	−0.531
		C10	−0.101	O3	−0.525
		C11	−0.070	O4	−0.559
		C12	−0.253	N	−0.388
		C13	−0.226		

(3）金属镁与化合物量子化学计算

为进一步研究 PLGA 和黄连素两种分子与基体镁的作用方式，分别对含有 PLGA 和黄连素与基体分子共存的体系，基体表面经 XRD 分析，主要为 Mg、MgO、Mg_2SiO_4，将 PLGA 和黄连素分别与 Mg、MgO、Mg_2SiO_4 进行结构全优化。图 3-16 为不同体系的优化结构，相应的参数见表 3-6。

表 3-6　PLGA 和黄连素前线轨道参数

名称	原子序号	键长/A°	吉布斯自由能/eV
PLGA-Mg	4-8-19	4.063	−1328.63
PLGA-MgO	4-8-20	1.373	−1403.89
PLGA-Mg_2SiO_4	4-8-25	1.472	−2119.35
黄连素-Mg	9-19-44	4.746	−771.55
黄连素-MgO	19-9-44	2.130	−846.74
黄连素-Mg_2SiO_4	7-13-48	2.104	−1562.27

从图 3-16 可以看出，Mg 与 PLGA 和黄连素之间相互作用，形成一层稳定的涂层。同时从表中可知，Mg 与 PLGA 和黄连素活性位点之间的键长分别为 4.063 和 4.746，PLGA 与 Mg 之间键长更短，作用更加稳定。MgO 与 PLGA 和黄连素之间也通过活性位点相互作用，形成一层稳定的涂层。MgO 与 PLGA 和

黄连素活性位点之间的键长分别为 1.373 和 2.130。同样，PLGA 与 Mg 之间键长更短，作用更加稳定。Mg_2SiO_4 与 PLGA 和黄连素之间也通过活性位点相互作用，形成一层稳定的涂层。Mg_2SiO_4 与 PLGA 和黄连素活性位点之间的键长分别为 1.472 和 2.104。同样，PLGA 与 Mg 之间键长更短，作用更加稳定。以上结果均显示，PLGA 与 Mg 表面形成稳定的涂层，在电化学测量部分，UMAO/PLGA-BR 的耐蚀效果优于 UMAO/PLGA。通过吉布斯自由能 ΔG 可知，黄连素分子也能形成涂层。对比分析 PLGA 和黄连素与 Mg、MgO、Mg_2SiO_4 计算的 ΔG 可以发现，无论是与 Mg、MgO、Mg_2SiO_4，PLGA 都能自发地发生反应，其 ΔG 值均比黄连素对应的 ΔG 小，说明 PLGA 更容易与基体表面相互作用，而黄连素则主要通过物理吸附作用覆盖在基体表面。

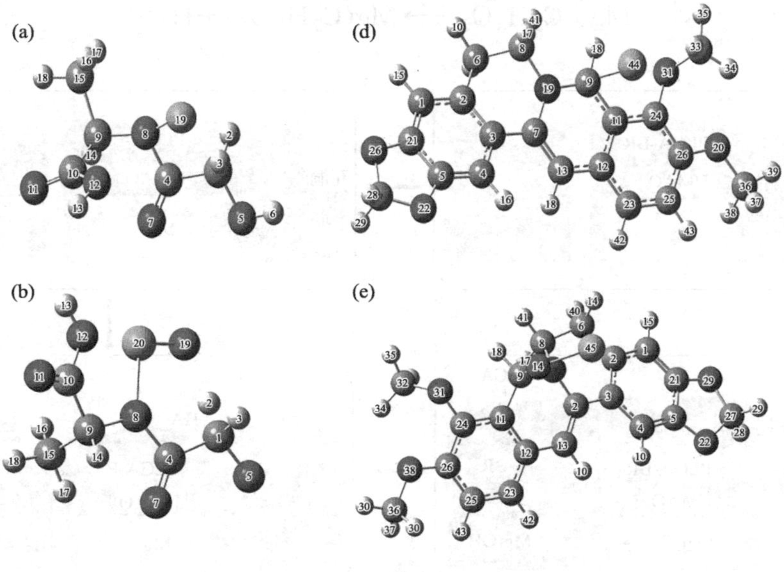

图 3-16　PLGA 和黄连素分别与 Mg、MgO、Mg_2SiO_4 结构优化

(a) PLGA-Mg；(b) PLGA-MgO；(c) PLGA-Mg_2SiO_4；(d) BR-Mg；(e) BR-MgO；(f) BR-Mg_2SiO_4

从计算结果可得，黄连素分子上的 N 原子相连的 C 接受镁表面多余的电子，而 PLGA 既能通过氧原子向镁表面提供电子，又可接受 Mg 多余电子。黄连素分子上的 N—C 原子、PLGA 上的 O 原子是主要的活性位点，无论是 Mg，还是 MgO 及 Mg_2SiO_4 都能与 C 和 O 原子形成相互作用，且与 PLGA 更稳定。总的来说，BR 在以直接覆盖的方式附着，PLGA 通过活性位点与基体 Mg 相互作用，避免镁基体进一步腐蚀，BR 和 PLGA 协同作用，提高耐蚀能力。

根据涂层形成机制进一步分析功能涂层耐蚀机制，UMAO/PLGA-BR 涂层在模拟体液中的腐蚀过程示意如图 3-17 所示。首先，陶瓷层表面的 Mg 和 MgO 与 PLGA 发生反应，见反应式(3-1) 和式(3-2)。PLGA 和 BR 完全密封 UMAO 涂层，从而有效地封闭 Cl-离子的侵蚀性和 H_2O 分子的渗透。

$$MgO+C_5H_8O_5 \longrightarrow Mg(C_5H_6O_4)+H_2O \tag{3-1}$$

$$Mg+C_5H_8O_5 \longrightarrow Mg(C_5H_6O_4)+H_2 \tag{3-2}$$

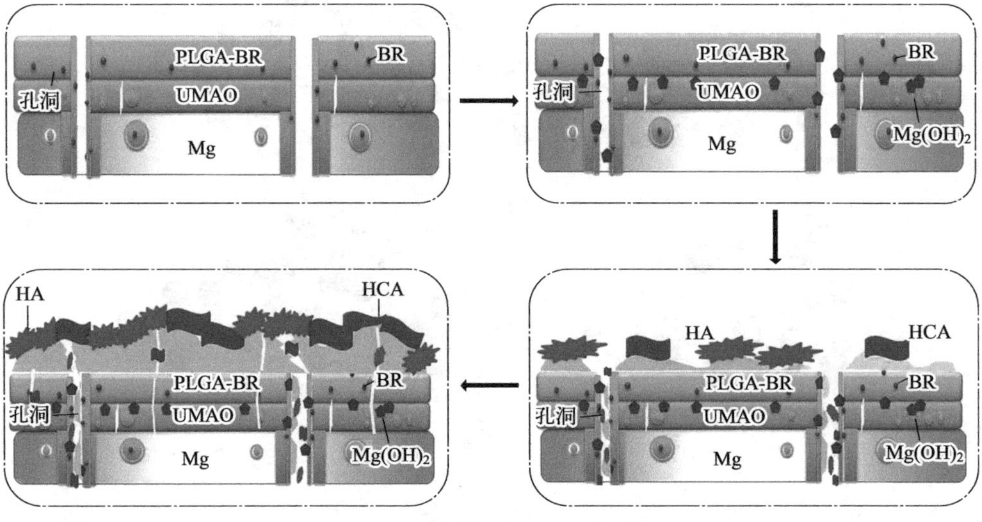

图 3-17　生物复合涂层腐蚀机理图

其次，随着 PLGA 的降解和 BR 的剥离，Cl^- 离子和 H_2O 渗透到内部 UMAO 陶瓷层中，然后，通过以下反应式(3-3)，使陶瓷发生氧化反应。UMAO 涂层的孔被 $Mg(OH)_2$ 的沉淀物密封，具有保护性。

$$MgO+H_2O \longrightarrow Mg(OH)_2 \tag{3-3}$$

随着浸泡时间的延长，PLGA 载黄连素涂层发生降解，涂层表面变得粗糙，表面积增加，局域 Ca^{2+}、PO_4^{3-} 离子浓度升高，同时，PLGA 不断降解，裸露出一定的—OH 和—COOH，这些基团会吸附 Ca^{2+}，继续吸附 PO_4^{3-} 或 CO_3^{2-}，在表面形成碳酸基磷酸盐，有利于在涂层材料表面沉积 HA 和 HCA，具有一定保护作用。

浸泡时间的继续延长，涂层进一步降解，形成通道，Mg 部分降解 Mg^{2+}，与 PLGA 降解产物结合，维持 pH 在正常范围内，同时，Ca^{2+} 继续吸附 PO_4^{3-} 或 CO_3^{2-}，在涂层表面沉积更多的 HA 和 HCA，填充在涂层表面，为基体提供一定的保护作用。

3.7 载黄连素功能涂层诱导磷灰石能力分析

3.7.1 模拟体液浸泡后涂层表面 XRD 物相分析

涂层在模拟体液中浸泡，随着浸泡时间延长，表面生成物质越多。考察浸泡 14 d 后，涂层表面物质的物相组成。图 3-18 是 UMAO、UMAO/PLGA、UMAO/PLGA-BR 1.5、UMAO/PLGA-BR 3.0、UMAO/PLGA-BR 6.0 不同涂层在 SBF 中浸泡 14 d 的 XRD 谱图。不同涂层均出现 HA 和 HCA 的特征衍射峰。UMAO 涂层表面降解，存在 MgO 相。与 UMAO/PLGA 相比，负载黄连素涂层表面，HA 和 HCA 的特征衍射峰峰强增加，随着黄连素加入量的增加，UMAO/PLGA-BR 3.0、UMAO/PLGA-BR 6.0 涂层的 HA 和 HCA 的特征衍射峰变宽变高。表明 UMAO/PLGA-BR 3.0、UMAO/PLGA-BR 6.0 表面沉积物质更多。

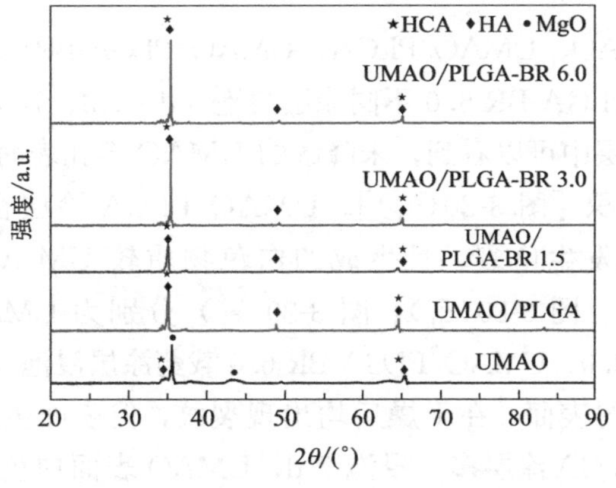

图 3-18 涂层浸泡 14 d 表面 XRD 图

3.7.2 模拟体液浸泡后涂层红外光谱分析

涂层浸泡 14 d 后表面沉积物质的红外光谱如图 3-19 所示。黄连素苯环的吸收峰出现在 520 cm^{-1} 处[20]，14 d 仍能检测到苯环，表明涂层缓释药物。1328 cm^{-1} 分别是 PLGA 分子上 C—O—C 的伸缩振动或 C ═O 双键的振动。1640 cm^{-1} 处的吸收峰归因于 KBr 中的水[21]。O—H 基团的特征峰在 3400 cm^{-1}、3750 cm^{-1} 处，因为与溶液形成氢键，峰变宽。1080 cm^{-1} 处为 CO_3^{2-} 特征峰[22]，表明涂层表面存在 HA。

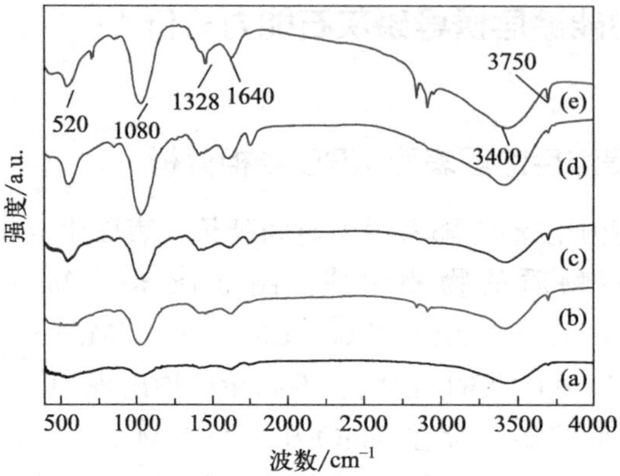

图 3-19　不同涂层浸泡 14 d 后表面红外光谱

(a) UMAO；(b) UMAO/PLGA；(c) BR 1.5；(d) BR 3.0；(e) BR 6.0

3.7.3 模拟体液浸泡后涂层表面形貌及元素分析

图 3-20 是 UMAO、UMAO/PLGA、UMAO/PLGA-BR 1.5、UMAO/PLGA-BR 3.0、UMAO/PLGA-BR 6.0 不同涂层浸泡 3 d、7 d、14 d 的 SEM 图。浸泡 3 d，在 UMAO 涂层中可以看到，未降解的 UMAO 多孔表面形貌，并有少量白色物质在其表面沉积 [图 3-20(a_1)]。UMAO/PLGA 涂层在 SBF 溶液中浸泡 3 d，涂层完整，未发生龟裂，且生成的白色物质较 UMAO 涂层多 [图 3-20(b_1)]。图 3-20(c_1)、图 3-20(d_1)、图 3-20(e_1) 分别为 UMAO/PLGA-BR 1.5、UMAO/PLGA-BR 3.0、UMAO/PLGA-BR 6.0 载药涂层浸泡 3 d 的形貌，从图中可以看出，载药后的表面，在干燥后均出现裂纹，但表面生成的白色新物质较 UMAO、UMAO/PLGA 涂层多。浸泡 7 d，UMAO 表面白色物质增多 [图 3-20(a_2)]。UMAO/PLGA 涂层在 SBF 溶液中浸泡 7 d，涂层发生龟裂，但表面有大量白色颗粒形核 [图 3-20(b_2)]，图 3-20(c_2)、图 3-20(d_2)、图 3-20(e_2) 分别为 UMAO/PLGA-BR 1.5、UMAO/PLGA-BR 3.0、UMAO/PLGA-BR 6.0 载药涂层浸泡 7 d 的形貌，从图中可以看出，载药涂层与 UMAO、UMAO/PLGA 涂层相比，表面有更多的球状沉积物，并且涂层表面沉积球状晶粒逐渐成簇，沉积

量增多。浸泡 14 d，UMAO 表面微孔形貌随着陶瓷层的降解，逐渐消失裸露出基地镁，由于陶瓷层的降解和镁基底的裸露，溶液 pH 快速升高，不利于 HA 或 HCA 生成，所以表面生成物减少［图 3-20(a_3)］。UMAO/PLGA 浸泡 14 d，表面的形核物质长出，形成花簇状沉积物，但 PLGA 涂层的裂纹变宽。图 3-20(c_3)、图 3-20(d_3)、图 3-20(e_3) 分别为 UMAO/PLGA-BR 1.5、UMAO/PLGA-BR 3.0、UMAO/PLGA-BR 6.0 载药涂层浸泡 14 d 的形貌，从图中可以看出，白色沉积物生成较多，基本覆盖整个机体，涂层完整未脱落。UMAO/PLGA-BR 3.0、UMAO/PLGA-BR 6.0 浸泡 14 d 与 7 d 涂层相比较，涂层裂纹变小，这是裂纹处生成新的物质将裂纹覆盖。

在图 3-20 深色区域进行各涂层 SBF 的浸泡下的元素分析，见图 3-21。UMAO 涂层浸泡 3 d、7 d、14 d［图 3-21(a_1)，(a_2)，(a_3)］，Ca/P 分别为 1.21、1.40、1.08，先升高后降低。Mg 元素含量分别为 17.7、11.4、27.6，先降低后升高。

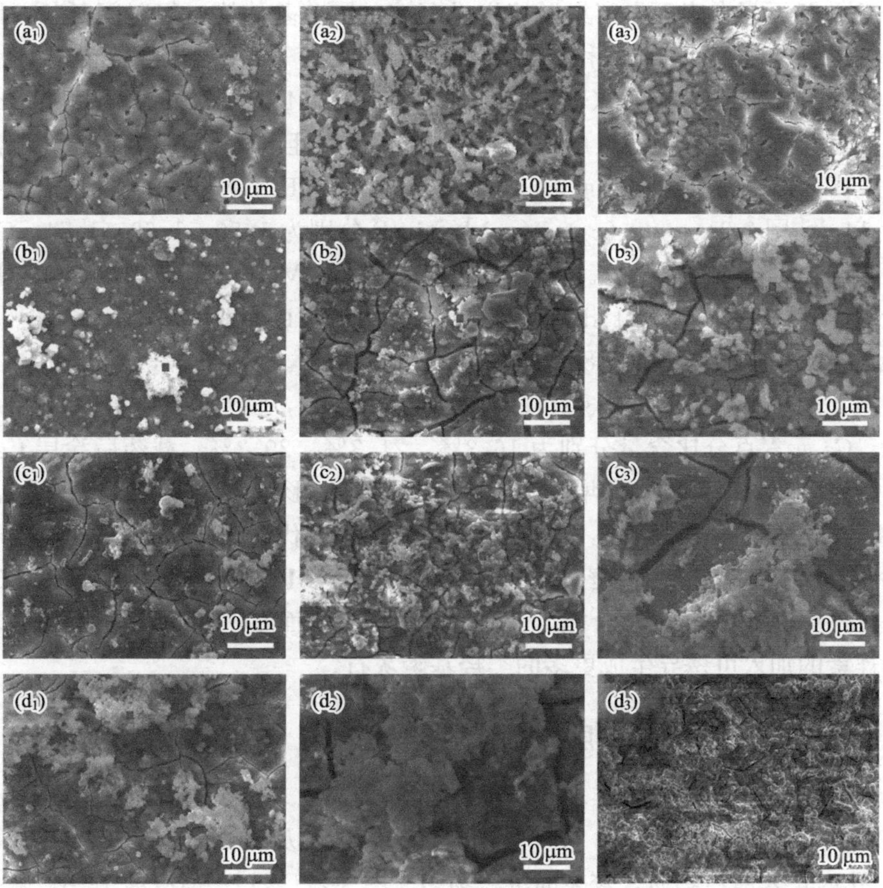

图 3-20

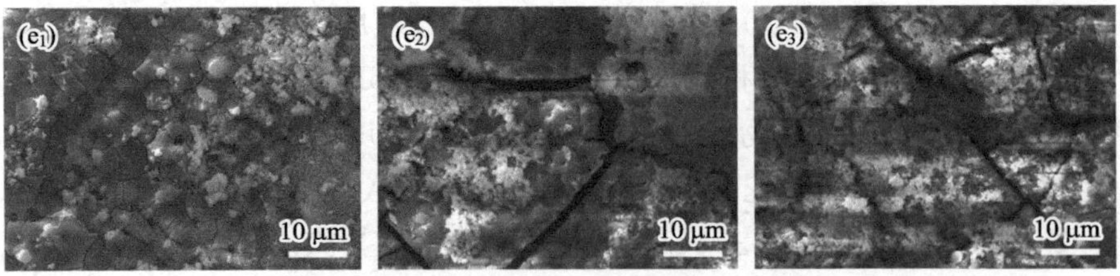

图 3-20　不同涂层在 SBF 溶液中 SEM 图

3 d：(a_1) UMAO；(b_1) UMAO/PLGA；(c_1) UMAO/PLGA-BR 1.5；
(d_1) UMAO/PLGA-BR 3.0；(e_1) UMAO/PLGA-BR 6.0
7 d：(a_2) UMAO；(b_2) UMAO/PLGA；(c_2) UMAO/PLGA-BR 1.5；
(d_2) UMAO/PLGA-BR 3.0；(e_2) UMAO/PLGA-BR 6.0
14 d：(a_3) UMAO；(b_3) UMAO/PLGA；(c_3) UMAO/PLGA-BR 1.5；
(d_3) UMAO/PLGA-BR 3.0；(e_3) UMAO/PLGA-BR 6.0

表明 Ca、P 元素在表面先富集形核生成沉淀，覆盖基体镁，但时间延长，陶瓷层降解过快，pH 太高，不利于物质沉积。UMAO/PLGA 涂层浸泡 3 d、7 d、14 d [图 3-21(b_1)，(b_2)，(b_3)]，Ca/P 分别为 1.64、1.57、3.25，表明 Ca、P 在涂层表面逐步富集形核生成 HA 或 HCA 颗粒，且 Ca 含量比 UMAO 相同时期含量高，这更有利于 HA 或 HCA 生成。UMAO/PLGA-BR 1.5 涂层浸泡 3 d、7 d、14 d [图 3-21(c_1)，(c_2)，(c_3)]，Ca/P 分别为 1.50、1.69、1.74。Ca 元素百分比含量分别为 15.9%、24.8%、31.2%。UMAO/PLGA-BR 3.0 涂层浸泡 3 d、7 d、14 d [图 3-21(d_1)，(d_2)，(d_3)]，Ca/P 分别为 1.56、1.70、2.67。Ca 元素百分比含量分别为 18.6%、22.8%、31.1%。UMAO/PLGA-BR 6.0 涂层浸泡 3 d、7 d、14 d [图 3-21(e_1)，(e_2)，(e_3)]，Ca/P 分别为 1.55、1.58、1.74。Ca 元素百分比含量分别为 16.3%、21.3%、29.3%。载药后涂层 Ca、P 元素质量分数随时间增加而增加，利于在表面富集形核，生成 HA 或 HCA。同时 Mg 离子从表面逐渐降解，含量变低，被 Ca^{2+} 取代。在 14 d，UMAO/PLGA 涂层的 Ca/P 值高于其他载药涂层。由于黄连素与 PLGA 成键，消耗了 PLGA 的—OH 基，对 Ca^{2+} 的螯合能力变弱，但载药后表面 Ca^{2+} 的质量分数提高，表明黄连素的加入可诱导生成更多的类羟基磷灰石。

3.7.4 模拟体液浸泡后涂层孔周围表面形貌

图 3-22 为不同涂层试样多孔部位浸泡 3 d、7 d、14 d 的表面形貌。UMAO 涂层在模拟体液中浸泡 3 d，表面呈现大量的腐蚀坑及裂纹 [图 3-22(a_1)]；浸泡 7 d，孔内长入白色物质，较表面沉积物多 [图 3-22(a_2)]；但浸泡 14 d，陶瓷层受到严重破坏 [图 3-22(a_3)]，涂层失去对基体的保护作用，降解过快，不利于

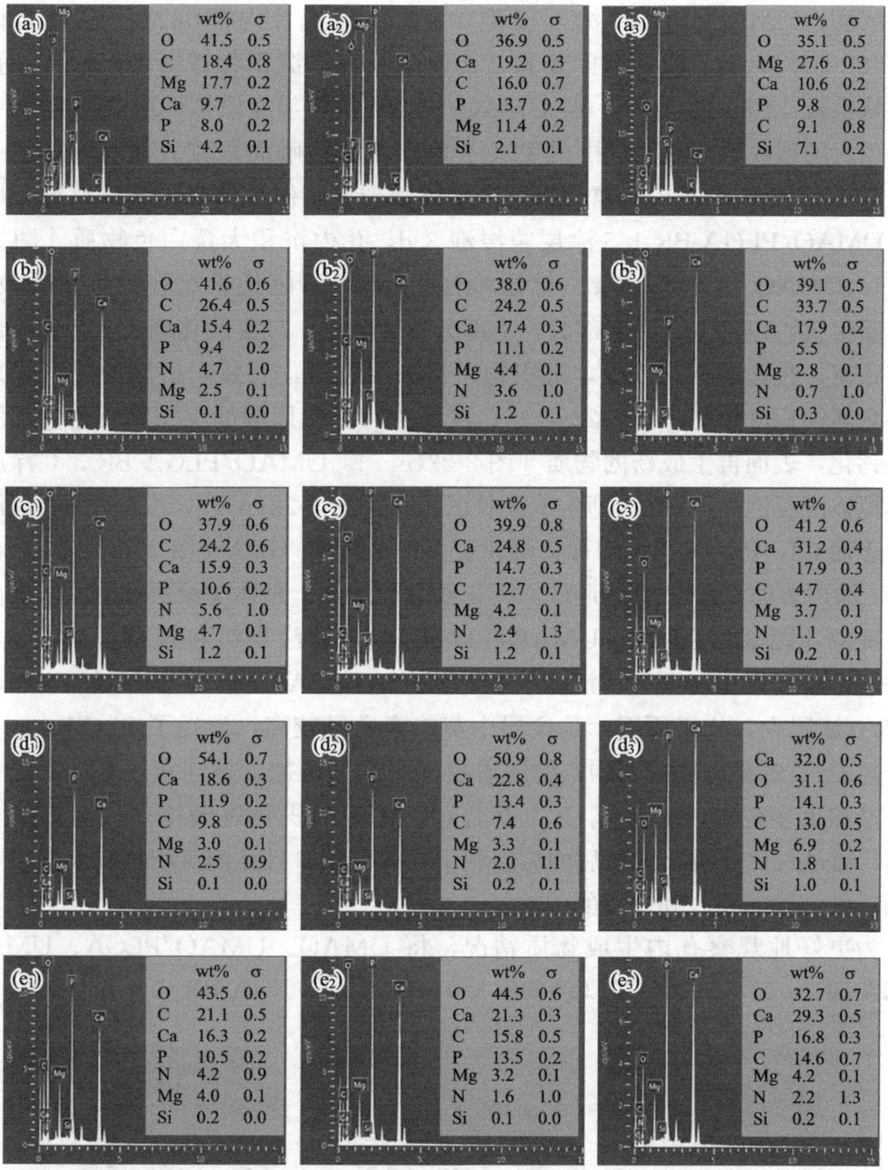

图 3-21　不同涂层在 SBF 溶液的能谱

3 d：（a_1）UMAO；（b_1）UMAO/PLGA；（c_1）UMAO/PLGA-BR 1.5；

（d_1）UMAO/PLGA-BR 3.0；（e_1）UMAO/PLGA-BR 6.0

7 d：（a_2）UMAO；（b_2）UMAO/PLGA；（c_2）UMAO/PLGA-BR 1.5；

（d_2）UMAO/PLGA-BR 3.0；（e_2）UMAO/PLGA-BR 6.0

14 d：（a_3）UMAO；（b_3）UMAO/PLGA；（c_3）UMAO/PLGA-BR 1.5；

（d_3）UMAO/PLGA-BR 3.0；（e_3）UMAO/PLGA-BR 6.0

物质沉积。UMAO/PLGA 涂层浸泡 3 d，孔周围及内部沉积一定量的物质［图 3-22(b_1)］；随着浸泡时间延长，孔周围及内部沉积物逐渐增多，且在孔内呈簇状生长［图 3-22(b_2)］；但 UMAO/PLGA 涂层组在模拟体液中浸泡 14 d 局部出现大的裂纹，中心孔周围的 PLGA 涂层由于接触面积较大而溶解［图 3-22(b_3)］，周围组织生成少量腐蚀物及产生点蚀现象，但总体来说母体腐蚀程度较小。UMAO/PLGA-BR 1.5 涂层组浸泡 3 d，孔内沉积大量白色物质［图 3-22(c_1)］；UMAO/PLGA-BR 1.5 涂层浸泡 7 d，可清晰地看见孔内生成物较多，且不断生长，包含上下两个部分，上部分较为疏松，包含的孔洞较多，而下部分比较致密，包含的孔洞较少，沉积物质将涂层覆盖，有效阻碍腐蚀粒子进入基体，耐腐蚀程度较高［图 3-22(c_2)］；浸泡 14 d，孔周围的沉积物质向内部沉落不断钙化，表面再生成新的物质［图 3-22(c_3)］。UMAO/PLGA-BR 3.0 涂层组在模拟体液浸泡 3 d，孔内即生成簇状沉积物［图 3-22(d_1)］，浸泡 7 d，药涂层孔内表面 Ca，P 形核速率增加，沉积更多的 HA 和 HCA［图 3-22(d_2)］；在第 14 d，涂层表面 Ca，P 继续形核，沉积物继续增加，基体与涂层致密，未发生脱落等现象［图 3-22(d_3)］。UMAO/PLGA-BR 6.0 涂层组在模拟体液浸泡 3 d［图 3-22(e_1)］，孔表面生成沉积物较 UMAO/PLGA-BR 1.5 和 UMAO/PLGA-BR 3.0 涂层少，分析原因，是涂层中黄连素含量较高，消耗了 PLGA 的—OH 基，对 Ca^{2+} 的螯合能力变弱，但随着浸泡时间的增加，黄连素逐渐从涂层中释放，又和更多的—OH 能与 Ca^{2+} 螯合，矿化的沉积物逐渐增多［图 3-22(e_2，e_3)］。通过对比分析，载药后的涂层利于物质沉积，且孔内沉积物较表面多，微孔利于骨细胞的长入和体液的传输。

为更好地观察孔内生成物质情况，将 UMAO、UMAO/PLGA、UMAO/PLGA-BR 1.5、UMAO/PLGA-BR 3.0、UMAO/PLGA-BR 6.0 涂层浸泡 7 d

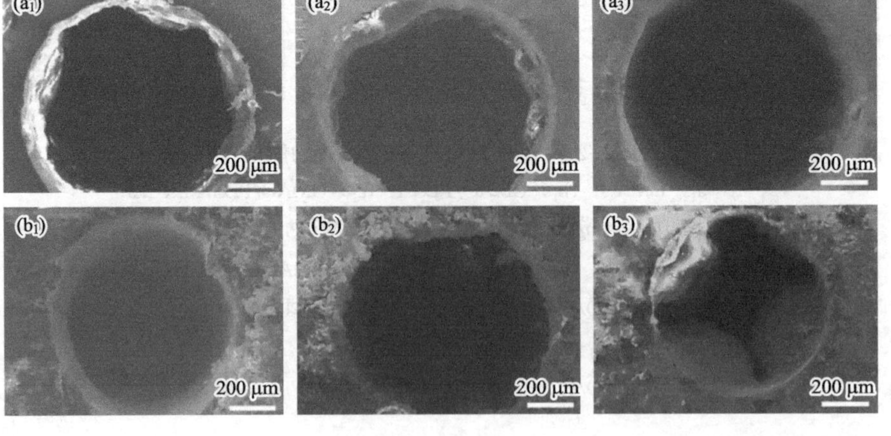

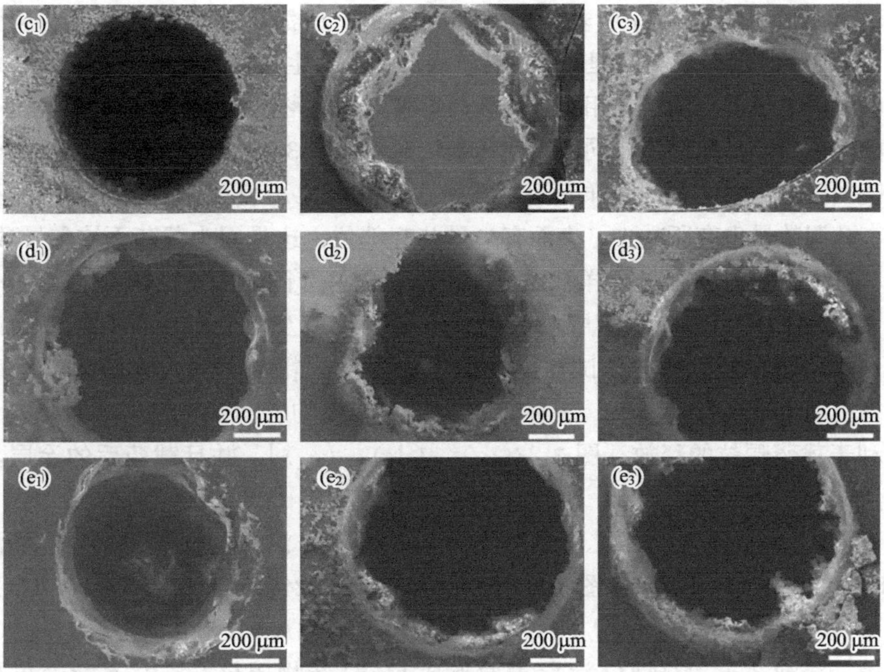

图 3-22　不同涂层在 SBF 中浸泡孔周围 SEM 形貌

3 d：(a_1) UMAO；(b_1) UMAO/PLGA；(c_1) UMAO/PLGA-BR 1.5；

(d_1) UMAO/PLGA-BR 3.0；(e_1) UMAO/PLGA-BR 6.0

7 d：(a_2) UMAO；(b_2) UMAO/PLGA；(c_2) UMAO/PLGA-BR 1.5；

(d_2) UMAO/PLGA-BR 3.0；(e_2) UMAO/PLGA-BR 6.0

14 d：(a_3) UMAO；(b_3) UMAO/PLGA；(c_3) UMAO/PLGA-BR 1.5；

(d_3) UMAO/PLGA-BR 3.0；(e_3) UMAO/PLGA-BR 6.0

的形貌于 100 倍、500 倍、2000 倍下观察，见图 3-23。从三个不同倍数的扫描电镜显微图像中可见：UMAO 涂层在 100 倍电镜图中既可以看到孔隙结构全貌，也可以看到孔周边组织凹凸不平的细小孔隙，孔隙显示边缘也比较规整［图 3-23(a_1)］；500 倍电镜图中可以更加直观地看到周边组织的形貌以及放大的孔径边缘，由于 UMAO 后的孔是随机性的，因此微孔边缘形状不规则，孔隙具有多样性［图 3-23(a_2)］；在 2000 倍电镜图中，看到的是孔周边镁材料表面的微孔，由图可知，超声 UAMO 后表面呈纳米短棒状，纳米短棒状物质相互交错连通形成网络状、表面疏松多孔的形貌，孔分布随机。这些结构能为细胞提供多样的附着空间，孔洞在垂直方向上是通畅的，局部轮廓复杂多变也有利于细胞黏附［图 3-23(a_3)］。UMAO/PLGA 涂层在 100 倍电镜图中可以看到孔隙结构全貌，孔周围涂层结构完整［图 3-23(b_1)］。500 倍电镜图更直观地看到周边组织的形貌以及放大的孔径边缘，表面与基体结合牢固，未发生明显的降解［图 3-23(b_2)］。在

2000 倍电镜图中，可见涂层表面龟裂，有 Ca、P 向涂层富集矿化生成花簇样物质［图 3-23(b_3)］。载药处理后，涂层的表面形貌发生显而易见的变化，从 100 倍扫描电镜看，试样表面结构相对于未载药形貌更为致密，并且试样表面覆盖了一层更厚的白色薄层，孔隙边缘同样被载药颗粒附着［图 3-23(c_1)，(d_1)，(e_1)］；500 倍电镜图中更详细地看到试样表面，有些孔洞被 PLGA 载药颗粒填充，因此孔径变小，孔洞数量也有所减少，表面有少量凸起部位，这是因为载药不均匀导致的，载药 7 d 涂层依旧没有与试样基体分离，结合较好［图 3-23(c_2)，(d_2)，(e_2)］；2000 倍电镜图中可以看到涂层局部出现少量裂纹以及极少量白色腐蚀物，说明 PLGA 载药颗粒开始释放，试样内孔边缘涂层较为粗糙，周边组织粗糙程度良好，微孔有利于骨细胞的长入和体液的传输，粗糙的表面使材料局部面积大大增加，利于载药颗粒的释放［图 3-23(c_3)，(d_3)，(e_3)］，并且载药后的涂层，孔内物质矿化沉积更多。

UMAO、UMAO/PLGA、UMAO/PLGA-BR 3.0 涂层在 SBF 中未浸泡和浸泡不同时间的微纳 SEM 形貌见图 3-24。未浸泡时［图 3-24(a_1)，(b_1)，(c_1)］，UMAO 涂层呈短棒状结构，UMAO/PLGA 和 UMAO/PLGA-BR 3.0 涂层将 UMAO 涂层覆盖。浸泡 3 d，UMAO 涂层表面形成 Ca/P 新物质核心，并不断聚集长大［图 3-24(a_2)］。与 UMAO 涂层相比，UMAO/PLGA 和 UMAO/PLGA-BR 3.0 涂层表面形成 Ca/P 核心连接成片，并不断聚集长大［图 3-24(b_2)，(c_2)］。浸

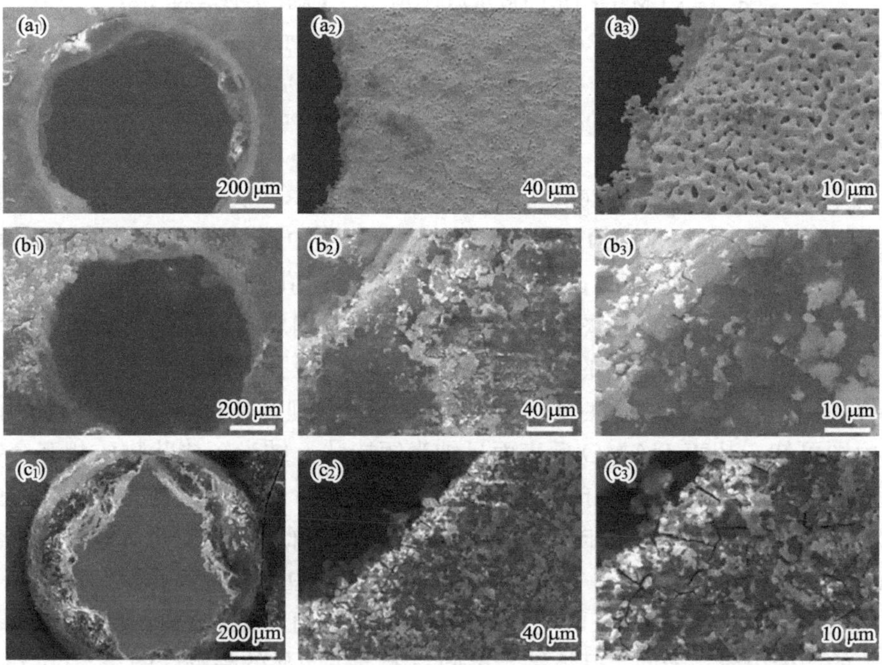

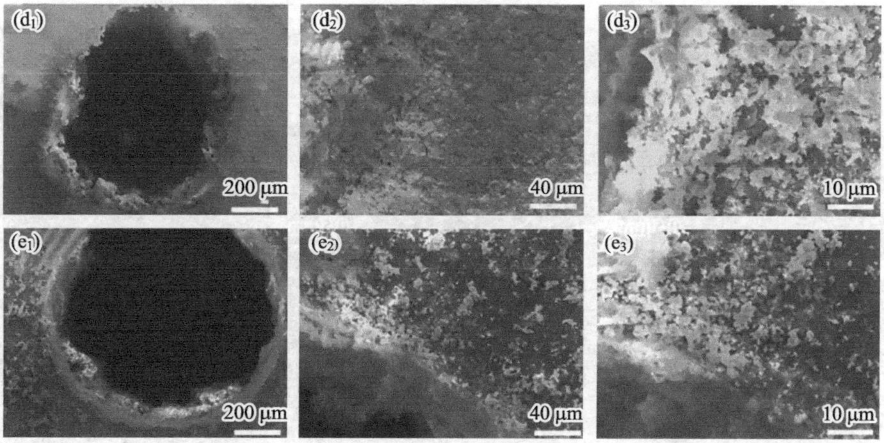

图 3-23　不同涂层浸泡 7 天的孔周围 SEM 形貌

100×：(a_1) UMAO；(b_1) UMAO/PLGA；(c_1) UMAO/PLGA-BR 1.5；
(d_1) UMAO/PLGA-BR 3.0；(e_1) UMAO/PLGA-BR 6.0
500×：(a_2) UMAO；(b_2) UMAO/PLGA；(c_2) UMAO/PLGA-BR 1.5；
(d_2) UMAO/PLGA-BR 3.0；(e_2) UMAO/PLGA-BR 6.0
2000×：(a_3) UMAO；(b_3) UMAO/PLGA；(c_3) UMAO/PLGA-BR 1.5；
(d_3) UMAO/PLGA-BR 3.0；(e_3) UMAO/PLGA-BR 6.0

泡 7 d，UMAO 涂层表面形成 Ca/P 新物质核心将 UMAO 层覆盖［图 3-24(a_3)］。UMAO/PLGA 和 UMAO/PLGA-BR 3.0 涂层表面由分散的微球变为微花［图 3-24(b_3)］。同时，UMAO/PLGA-BR 3.0 涂层表面的颗粒尺寸逐渐减小，呈现多级微/纳米结构［图 3-24(c_3)］。浸泡 14 d，UMAO 涂层表面微球逐

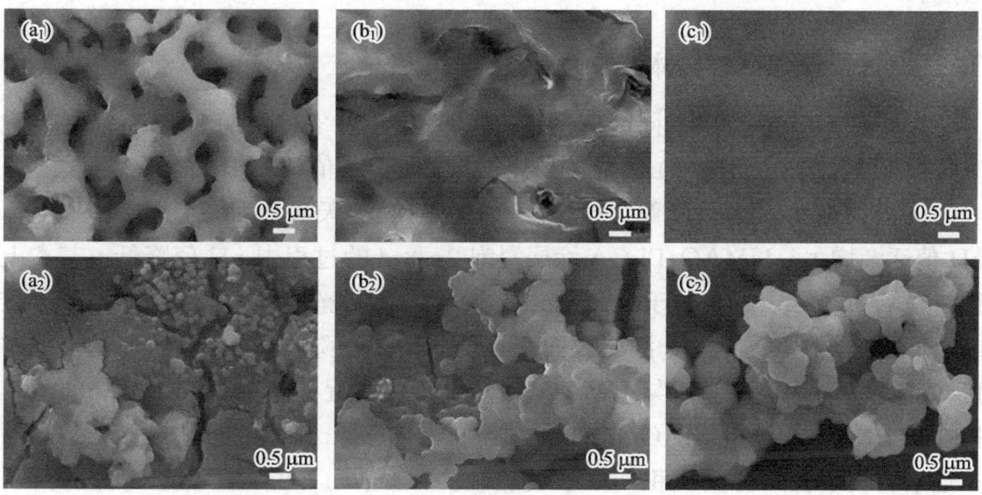

图 3-24

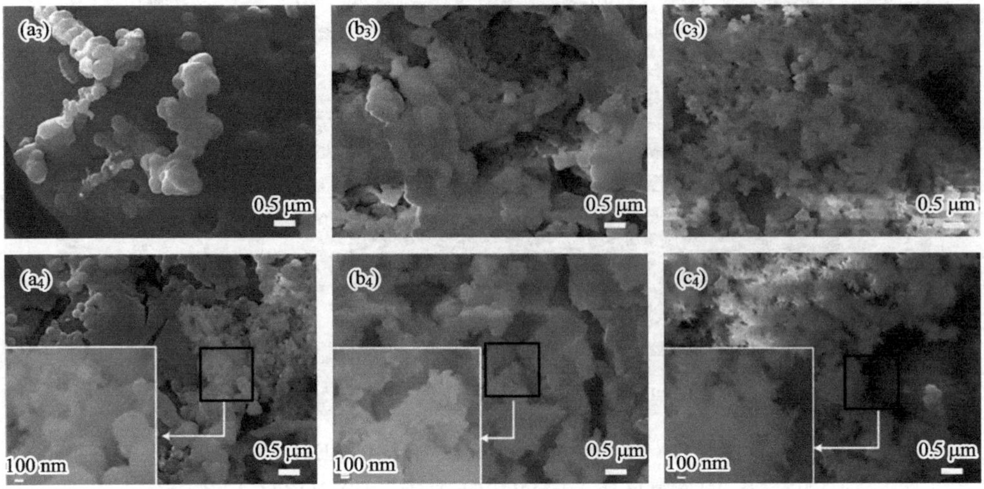

图 3-24　不同涂层在 SBF 中浸泡不同时间的微/纳 SEM 形貌

(a_1)～(a_4) UMAO，0 d，3 d，7 d，14 d；(b_1)～(b_4) UMAO/PLGA，0 d，3 d，7 d，14 d；

(c_1)～(c_4) UMAO/PLGA-BR 3.0，0 d，3 d，7 d，14 d

渐向微花演变，与 UMAO 接触的颗粒逐渐减少，这是由于基体开始降解过快，阻碍 Ca/P 形核［图 3-24(a_4)］。UMAO/PLGA 涂层表面圆形颗粒不断演变为花形颗粒［图 3-24(b_4)］。UMAO/PLGA-BR 3.0 涂层表面由纳米棒逐渐转变为纳米针，最终形成棒状微/纳米羟基磷灰石颗粒［图 3-24(c_4)］。UMAO/PLGA-BR 3.0 涂层表面形成的 Ca/P 新物质核心较多，且最快转化为羟基磷灰石颗粒，表明 PLGA 和 BR 的加入，加速新生物矿化速度，有利于羟基磷灰石颗粒的形成。

3.7.5　涂层浸泡在模拟体液中 pH 值和质量变化

涂层在 SBF 中浸泡不同时间的 pH 值变化见图 3-25。UMAO 陶瓷层浸泡时，模拟体液穿过 UMAO 涂层，基体被溶解，pH 值逐渐升高，在 7 d 左右，表面沉积物增多，减缓降解，pH 值降低，但浸泡天数增加，镁降解得越多，pH 值逐渐增大。UMAO/PLGA 涂层浸泡 2～8 d 的过程中 pH 值降低，基本上维持在 7.0～7.2。这是由于表面 PLGA 涂层缓慢降解，降解产物呈酸性，导致 pH 值下降。但 10～14 d，涂层表面矿化物质增多，降解减少，pH 值基本上维持在 7.2～7.5。载药涂层与 UMAO/PLGA 变化接近，但在 6～12 d，pH 值维持在 7.25～7.4，较 UMAO/PLGA 更接近人体正常 pH 值。分析原因，载药后黄连素有利于表面物质沉积，涂层覆盖较多，减少了 PLGA 降解，另一方面，沉积物与人体 pH 值接近，整体 pH 值略有提高。在 12～14 d，UMAO/PLGA-

BR 1.5、UMAO/PLGA-BR 3.0、UMAO/PLGA-BR 6.0 涂层的 pH 值仍维持在 7.4 左右。

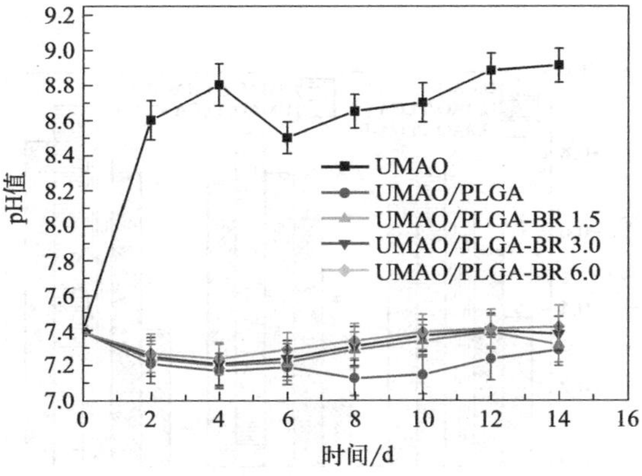

图 3-25　不同涂层浸泡后 pH 值变化

图 3-26 是不同涂层在 SBF 中浸泡 3 d、7 d、14 d 的失重率变化情况。从图中可以看出，各涂层在模拟体液中浸泡的不同时期重量有所变化。UMAO 涂层表现为先降低后增加，这是因为刚开始浸泡时 UMAO 涂层发生降解，而后增加是由于在降解过程中腐蚀介质通过裂纹腐蚀纯镁基体，产生羟基磷灰石。UMAO/PLGA 复合涂层表现为先失重后增重，是由于开始浸泡时 PLGA 发生降解，随着浸泡时间的增加，表面覆盖类羟基磷灰石，涂层降解重量小于沉积物沉积的重量，涂层增重。载药后的涂层的失重率小于 UMAO 和 UMAO/PLGA 涂层，载药后涂层表面 Ca、P 形核的速率大于降解速率，随着浸泡天数增加，表面矿化沉积在涂层表面，且 Ca、P 继续形核，沉积物继续增加，表明载药后的涂层更有利于增强基体的表面活性。同时通过对比发现，UMAO/PLGA-BR 3.0 涂层质量增加最多，表明载药浓度 3.0 g/L 的涂层在同等浸泡时间下，生成的羟基磷灰石更多，生物活性最好。

3.7.6　涂层在模拟体液中诱导磷灰石形成机制

UMAO/PLGA-BR 涂层诱导磷灰石形成示意图见图 3-27。UMAO/PLGA-BR 涂层能更好地诱导类羟基磷灰石生成。这是因为涂层中的黄连素部分溶解，涂层表面变粗糙，表面积增加，为 Ca^{2+}、PO_4^{3-} 离子吸附提供更多空间。当达到 HA 成核阈值时，在表面形成 Ca/P 新相核心，促进 HA 的生成。在浸泡过程中，PLGA 不断降解，裸露出更多的—OH 和—COOH，这些基团会吸附 Ca^{2+}，继续吸附 PO_4^{3-} 或 CO_3^{2-}，在表面形成碳酸基磷酸盐，有利于在涂层材料表面沉积 HA 和 HCA。与表面相比，多孔处沉积物质更多，这是因为孔径存在，溶液渗透性提高，内部材料与外界的交换能力增强，材料的渗透性提高，形成 Ca/P 新核心的机会增多，提高材料骨形成和骨长入能力。

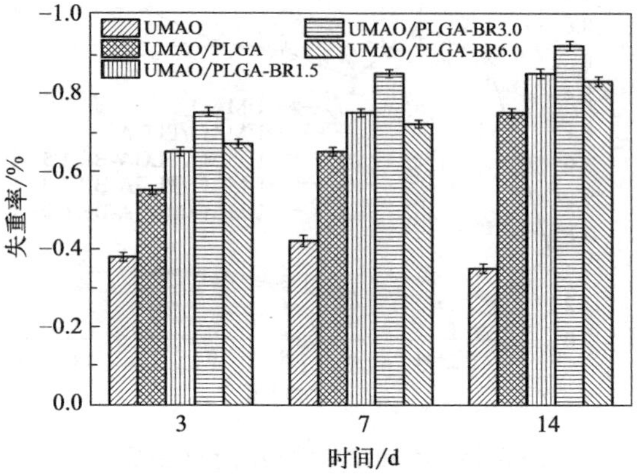

图 3-26　不同涂层浸泡后的失重率变化

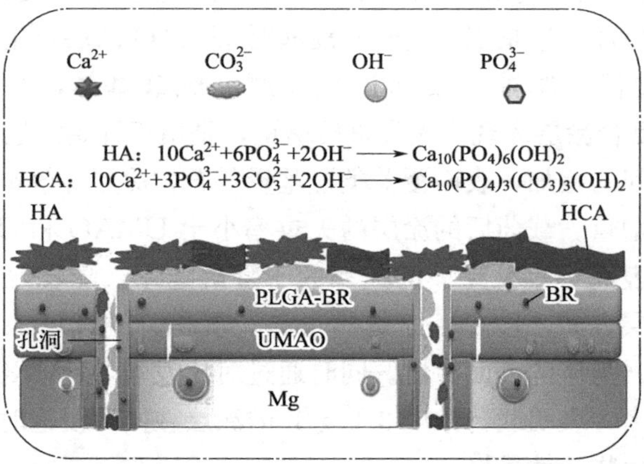

图 3-27　UMAO/PLGA-BR 涂层诱导磷灰石形成示意图

3.8 载黄连素功能涂层体外药物缓释行为

3.8.1 黄连素标准品标准曲线建立

将 40.0 μg/mL 黄连素标准溶液和 UMAO/PLGA-BR 3.0 在 SBF 中浸泡

12 h 的溶液，分别进入高效液相色谱，色谱图见图 3-28。图 3-28(a) 为黄连素标准品的色谱图，色谱峰在 5.5 min 出峰，图 3-28(b)，(c)，(d) 为 UMAO/PLGA-BR 在 SBF 中浸泡 12 h 后黄连素色谱峰，色谱峰也在 5.5 min 出峰。对比发现，两色谱峰出峰时间一致、峰形一致，可以判定 UMAO/PLGA-BR 中黄连素的存在，两者在响应值上的差异，导致峰高度不同。根据外标法计算 UMAO/PLGA-BR 1.5、UMAO/PLGA-BR 3.0、UMAO/PLGA-BR 6.0 浸泡 12 h 的溶液中黄连素的含量分别为 13.5 μg/mL、22.4 μg/mL、47.2 μg/mL。

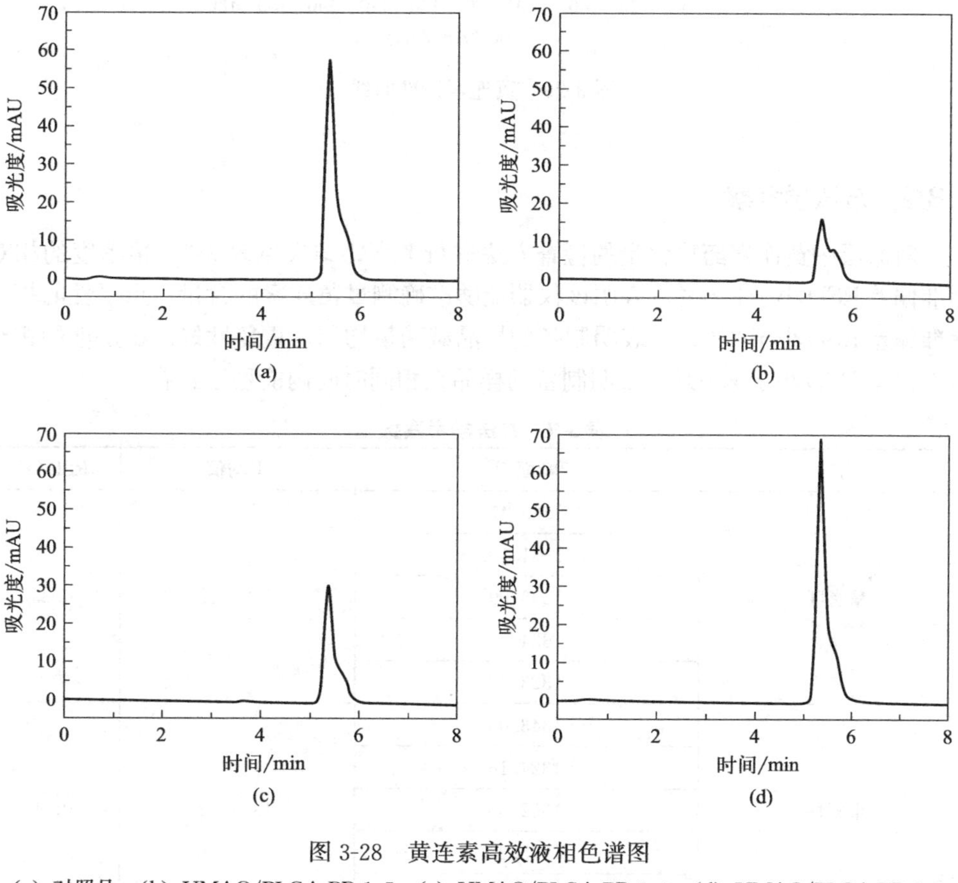

图 3-28　黄连素高效液相色谱图

(a) 对照品；(b) UMAO/PLGA-BR 1.5；(c) UMAO/PLGA-BR 3.0；(d) UMAO/PLGA-BR 6.0

标准品溶液分别稀释成相应浓度，建立以浓度为 x 轴、峰面积为 y 轴的线性方程，如图 3-29。如图可知，线性方程为 $y=599.8x-2.5417$，$R^2=0.999$ 的回归方程，方程的 R 值大于 0.99，符合要求，表明该色谱条件及色谱方法能够准确地测定出涂层中的黄连素含量。

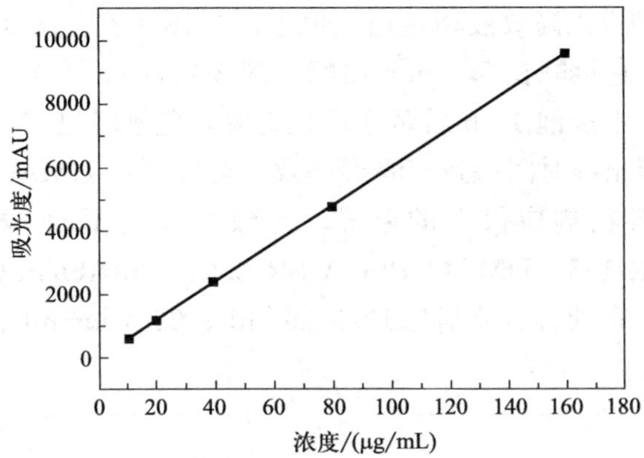

图 3-29 黄连素标准曲线

3.8.2 方法学考察

对涂层中黄连素药物含量的检查方法进行考察，结果见表 3-7，精密度的相对标准偏差 RSD 小于 2.0%，表明该仪器能够准确测量黄连素的含量。重复性的相对标准偏差 RSD 小于 2.0%，表明制备的样品载药量均匀，重复性好。稳定性的相对标准偏差 RSD 小于 2.0%，表明制备的样品在相同时间内能稳定存在。

表 3-7 方法学考察数值

内容	峰面积	平均值	RSD/%
精密度	1325.47	1325.47	0.33
	1331.10		
	1333.00		
	1324.58		
	1323.02		
重复性	1343.03	1334.52	0.78
	1324.18		
	1332.65		
	1325.33		
	1347.41		
稳定性	1355.15	1339.52	1.26
	1324.95		
	1332.80		
	1360.03		
	1324.65		

3.8.3 涂层药物累积释放曲线

对 UMAO/PLGA-BR 3.0 样品体外释放黄连素进行测量，在 345 nm 波长处，峰面积用于计算累积释放率，结果如图 3-30 所示。在 SBF 溶液中浸泡 28 d 后，UMAO/PLGA-BR 3.0 中 BR 的累积释放到 92.13%。当 UMAO/PLGA-BR 涂层浸泡于 SBF 溶液后，PLGA 逐渐吸水降解，负载于 PLGA 中的 BR 释放出来，扩散到 SBF 溶液中。在 0～3 d，各载药涂层 BR 缓慢释放。5～17 d，曲线斜率上升明显，药物释放较快，产生突释现象。比较不同载药量涂层在 5～17 d 累积释药曲线斜率，随着载药量的增加，斜率逐渐增加，这是因为载药量越多，释放的药物含量变化越大。在之后的释放时间段内，PLGA 降解，涂层表面存在大量的 PLGA 降解产物羧基和羟基，这些基团与黄连素分子上的 N 结合较好，减慢药物释放过程，但随着浸泡时间延长，PLGA 降解产物逐渐从涂层脱落，释放出黄连素药物分子，所以药物还在释放，药物累积曲线缓慢上升，此过程释药途径扩散过程与降解过程同时存在。上述结果表明，所制备的 UMAO/PLGA-BR 载药涂层达到功能要求，可避免在局部病变口服用药对患者造成的身心伤害。

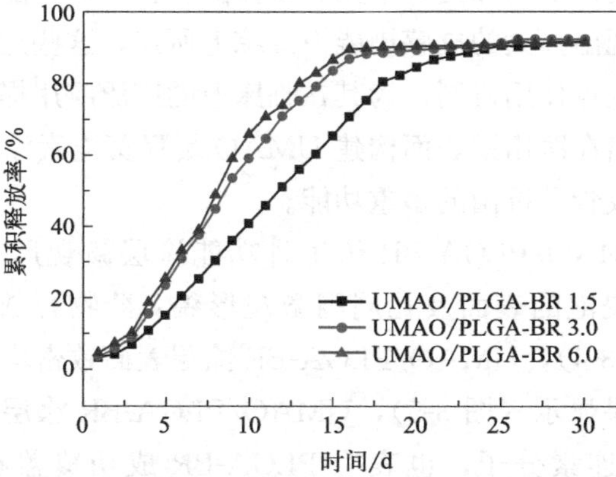

图 3-30 UMAO/PLGA-BR 涂层体外累积释放曲线

3.9 讨论

骨科内植入物感染常有发生，严重时会造成骨髓炎或者肢体截肢，加重患者的生理痛苦和经济负担[23]。原因包括手术过程中的无菌操作不恰当、在骨植入区域产生炎症、骨损伤严重和药物不合理应用等。其中，药物的不合理应用是术后发生感染的危险因素之一。临床中口服抗生素类药物主要应用于细菌性感染。当病人的骨患处的药物浓度低时，骨感染不易愈合，使得细菌对药物产生免疫因子。若想治疗必须加大抗菌药物浓度或改用其他抗生素药物，造成患者肝肾功能损伤并产生耐药性[24,25]。

近些年来有大量的证据表明中药讲究整体的恢复，尤其适用于一些病程长的疾病。中药黄连在我国应用历史悠久，最早记载于《神农本草经》，具有抗菌、消炎、降糖、保护心脑血管、抗肿瘤的作用。近几年，其在消化系统、心脑血管、糖尿病、骨整合及肿瘤等方面的研究日益得到关注[27]。近期研究持续深入地揭示了黄连素的多靶点药理活性。在抗炎方面，Zhang 等[28] 的研究表明，黄连素能够通过调控 NF-κB 等关键信号通路，有效抑制 TNF-α、IL-6 等多种促炎因子的表达，从而减轻炎症反应。在心血管领域，Wang 等[29] 的研究证实了黄连素具有显著的抗心律失常作用，其机制在于它能调节心肌细胞膜上的多种离子通道，进而稳定心肌电生理活动。在骨科应用前景上，黄连素同样展现出巨大潜力。Liu 等[30] 研究发现，黄连素能够显著上调成骨细胞的活性与分化，有效拮抗高血糖环境对骨形成的抑制作用，为促进糖尿病患者的种植体骨整合提供了新的治疗策略。针对植入物感染这一临床难题，Chen 等[31] 的研究指出，黄连素不仅能直接抑制金黄色葡萄球菌等常见病原体的生长，而且能有效破坏其形成的生物被膜结构，展现出强大的抗感染能力。综上所述，这些近期的发现共同阐明了黄连素清晰的多靶点作用机制，为其在临床上的广泛应用提供了坚实的科学依据。因此，我们提出在医用镁表面构建 UMAO 缓释黄连素涂层的设计思想，以期赋予其抗炎、促成骨及抗菌的多重功能。

本章对纯镁 UMAO/PLGA-BR 仿生骨功能涂层微观形貌、润湿性、粗糙度、耐蚀性、SBF 浸泡的表面及孔周围微观形貌、药物释放等方面进行分析。SEM 结果发现（图 3-4），UMAO/PLGA-BR 涂层表面致密均匀，对孔隙的填充良好；同时断面结果显示（图 3-5），UMAO/PLGA-BR 涂层表面存在 N 元素，这种元素均来自黄连素分子，也表明 PLGA-BR 成功覆盖在 Mg 表面，这与 XRD（图 3-1）和红外光谱（图 3-2）表征结果一致。

影响金属表面细胞黏附和生长的因素很多，如表面微观结构、粗糙度、亲水性和化学成分等。不同类型的细胞对粗糙度有不同的生物学反应，光滑表面与粗糙表面相比，成骨细胞的伸长和连续，更有利于细胞层的形成。细胞的初始黏附与表面蛋白的吸附密切相关，表面越光滑，表面能越大，越有利于蛋白质的吸附和细胞的初始黏附，粗糙度太大，会阻碍细胞黏附和扩散过程中伪足的延伸。经 PLGA-BR 处理后，UMAO 表面的复杂化学成分及多孔表面被覆盖，表面粗糙度降低（图 3-7），这更有利于后期细胞的黏附和增殖，从而有利于提高材料在使用过程中与骨的结合强度。

电化学极化曲线中，UMAO/PLGA-BR 处理涂层向正电位和低电流密度方向移动，且远低于 UMAO 陶瓷层（图 3-10）。电容电弧半径大于 UMAO 样品（图 3-11），这是因为 UMAO/PLGA-BR 表面有一层厚的涂层，厚度约为 10～14 μm（图 3-5），是一种电绝缘体，具有较大的阻抗值，因此表面的阻抗值较大。此外，阻抗变化与相角一致。这些结果表明，UMAO/PLGA-BR 处理可提高基体镁的防腐性能。UMAO/PLGA-BR 与 UMAO/PLGA 涂层相比，电阻值总体为 UMAO/PLGA＜UMAO/PLGA-BR，载药后涂层耐蚀性提高，其中 UMAO/PLGA-BR 3.0 涂层值最大，这主要是由于 PLGA 致密的—C═O—C═O 结构，负载黄连素以后涂层的表面更加致密，药物会与基体发生交联作用，使之更加致密，耐蚀性提高。

在浸泡过程中，PLGA 不断降解，裸露出更多的—OH 和—COOH，这些基团会吸附 Ca^{2+}，继续吸附 PO_4^{3-} 或 CO_3^{2-}，在表面形成碳酸基磷酸盐，有利于在涂层材料表面沉积 HA 和 HCA[32]。与表面相比，多孔处沉积物质更多（图 3-22），这是因为孔径存在，溶液渗透性提高，内部材料与外界的交换能力增强，材料的渗透性提高，形成 Ca/P 新核心的机会增多，提高材料骨形成和骨长入的能力。

UMAO/PLGA-BR 涂层在体外药物释放可达 28 d，根据药物缓释曲线可以看到，黄连素在涂层中具有良好的缓释能力，黄连素的分子结构中含有 N 元素，N 元素的空轨道可以与基体配位。它们之间的稳定结合可以通过配位键的形成实现更好的缓释。因为黄连素一部分被包裹在具有疏水性能的 PLGA 层中，PLGA 可以阻止水分子进入涂层内。水分子的渗透会使 PLGA 涂层变得松散，导致纤维膨胀。这种结构阻滞药物在浓度梯度的作用下渗透，而在 PLGA 层中，由于 PLGA 与黄连素之间存在范德华力，且 PLGA 具有疏水性，使黄连素分子不易通过 PLGA 载体而迅速扩散到溶液中。因此，负载的黄连素药物分子释放可以得到较好的控制。这也就解释了早期黄连素在 UMAO/PLGA-BR 涂层中突释现象，而后期缓慢释放的原因。随着黄连素药物含量的增加，涂层中的 BR 释放速度更快。因为随着 BR 浓度的增加，涂层溶液的黏度降低，从而降低了 PLGA 与 BR 分子间作用力，减少了 PLGA 对 BR 的作用，降低向外释放的阻力，因此表现出了 BR 释放速率的增加。BR 在早期抗菌消炎及促进成骨细胞的增殖分化中起到重要作用。因此，BR 在早期大量释放时有利于骨损伤的修复，而在后期的积累释放，这有助于骨细胞的成骨分化。另外，PLGA 和 BR 的协同作用更有利于 BMSCs 的成骨分化。

3.10 本章小结

① 不同载药量的 UMAO/PLGA-BR 涂层，红外光谱和 XPS 结果表明涂层均已承载药物，与 UMAO/PLGA 相比，涂层结合力无显著差异，表明负载药物后对涂层的结合力未产生影响。载药后的涂层润湿角略有降低，粗糙度降低。

② UMAO、UMAO/PLGA、UMAO/PLGA-BR 1.5、UMAO/PLGA-BR 3.0、UMAO/PLGA-BR 6.0 的阻抗模量分别为 4.20×10^4、5.34×10^5、5.24×10^5、1.68×10^6 和 1.41×10^6 $\Omega\cdot cm^2$，载药涂层的阻抗模量相对于 UMAO 涂层提高了一个数量级。与 UMAO/PLGA 涂层相比，UMAO/PLGA-BR 3.0、UMAO/PLGA-BR 6.0 涂层的阻抗模量提高了一个数量级。表明 UMAO/PLGA-BR 涂层具有较高的阻抗值和较好的耐蚀性。

③ 量子化学理论计算，黄连素分子上的 N、C 原子接受镁表面多余的电子，而 PLGA 既能通过氧原子向镁表面提供电子，又可接受镁表面多余电子。黄连素分子上的 C、N 原子及 PLGA 上的 C、O 原子是主要的活性位点，无论是 Mg，还是 MgO 及 Mg_2SiO_4 都能与 N 和 O 原子之间相互作用。BR 和 PLGA 通过活性位点与 Mg 基体之间达到相互作用，避免镁进一步腐蚀，二者协同作用，提高整体耐蚀效果。

④ UMAO/PLGA-BR 涂层在模拟体液中浸泡后，试样表面均产生大量的 HA 和 HCA，载药后的涂层利于物质沉积，且孔内沉积物较表面多，说明微孔利于体液的传输，提高涂层生物活性。

⑤ UMAO/PLGA-BR 涂层在 SBF 溶液中浸泡，能缓慢释放药物 28 d 以上。UMAO/PLGA-BR 3.0 黄连素的累积释放量达到 92.13%，能达到在体内长期缓慢释放的效果。

参 考 文 献

[1] Kalva N S, Ali F, Koc M. Recent advances in the post-processing of magnesium based scaffolds for orthopedic applications [J]. Next Materials, 2025, 67 (9): 100295-100321.

[2] Oliveira D, Silva P, M. Souto R, et al. A review on the synergism between corrosion and fatigue of magnesium alloys: Mechanisms and processes on the micro-scale [J]. Magnesium and Alloys, 2024, 12 (8): 3062-3093.

[3] Jia L, Yanyan H, Rufeng J, et al. Enhancing the corrosion resistance of magnesium alloys with biodegradable poly (trimethylene carbonate) chemical modification coating [J]. Materials Today Advances, 2024, 21 (6): 100460-100468.

[4] Sekar P, Desai V. Recent progress in vivo studies and clinical applications of magnesium based biodegradable implants-A review [J]. Magnesium and Alloys, 2021, 9 (4): 1147-1163.

[5] Sajeer J, Khan K S, Faheem B, et al. Erratum to: Alumina and Hydroxyapatite Composite Coating by Plasma Electrolytic Oxidation on Magnesium Alloy for Biomedical Implant Applications [J]. Metals and Physical Chemistry of Surfaces, 2025, 61 (2): 502-514.

[6] Das P, Sethy C, Pandey M P, et al. Evaluation of in vitro degradation behavior and biocompatibility assessment of $Mg_{60}Ti_{24.24}Zn_{9.66}Nb_{6.1}$ medium entropy alloy [J]. Journal of Alloys and Compounds. 2025, 10 (10): 178003-178014.

[7] Ma D, Sun Z, Zhao Q, et al. In vitro and in vivo degradation behavior of an assembled magnesium alloy suture anchor for ligament-bone reconstruction [J]. Acta biomaterialia, 2025, 205 (4): 723-736.

[8] Guo Y, Jia S, Qiao L, et al. A multifunctional polypyrrole/zinc oxide composite coating on biodegradable magnesium alloys for orthopedic implants [J]. Colloids and Surfaces B: Biointerfaces, 2020, 194 (6): 111186-111196.

[9] Yang H, Jia B, Qu X, et al. Modified Biodegradation Behavior Induced Beneficial Microenvironments for Bone Regeneration by Low Addition of Gadolinium in Zinc [J]. Adv Healthc Mater, 2022, 11 (21): 1184-1204.

[10] Jiaojiao Z, Jinfei W, Bucheng L, et al. Long-term corrosion protection for magnesium alloy by two-layer self-healing superamphiphobic coatings based on shape memory polymers and attapulgite [J]. Colloid And Interface Science, 2021, 594 (9): 836-847.

[11] Saeed H M, Abbas A M. Berberine as a promising natural compound for the treatment of periodontal disease: A focus on anti-inflammatory properties [J]. Journal of cellular and molecular medicine, 2021, 25 (24): 11333-11347.

[12] Bingjiang D, Xinhui L, Jiwei L, et al. Berberine encapsulated in exosomes derived from platelet-rich plasma promotes chondrogenic differentiation of the Bone Marrow Mesenchymal Stem Cells via the Wnt/β-catenin pathway [J]. Biological & pharmaceutical bulletin, 2022, 45 (10): 626-639.

[13] Zhou H, Wang W, Cai L, et al. Potentiation and Mechanism of Berberine as an Antibiotic Adjuvant Against Multidrug-Resistant Bacteria [J]. Infect Drug Resist, 2023, 16 (9): 7313-7326.

[14] Ji Z, XueJun W, LiJie W, et al. Herb-partitioned moxibustion alleviates colonic inflammation in Crohn's disease rats by inhibiting hyperactivation of the NLRP3 inflammasome via regulation of the P2X7R-Pannexin-1 signaling pathway [J]. Plos one, 2021, 16 (5): 2334-2354.

[15] Mo J, Shi H, Ren K, et al. Emerging biomedical applications of herbal extracts-based biomaterials [J]. Biointerphases, 2025, 20 (4): 45-89.

[16] Lu Z, Guangjun J, Shanwu R, et al. Exosomes from bone marrow mesenchymal stem cells enhance fracture healing through the promotion of osteogenesis and angiogenesis in a rat model of nonunion [J]. Stem Cell Research & Therapy, 2020, 11 (1): 38-42.

[17] Dong J, Zhou W, Hu X, et al. Honeycomb-inspired ZIF-sealed interface enhances osseointegration via anti-infection and osteoimmunomodulation [J]. Biomaterials, 2024, 307 (4): 122515-122523.

[18] Yuling F, Ramesh B, Chunmeng L, et al. Pectolinarigenin Suppresses LPS-Induced Inflammatory Response in Macrophages and Attenuates DSS-Induced Colitis by Modulating the NF-κB/Nrf2 Signaling Pathway [J]. Inflammation, 2022, 45 (6): 2529-2543.

[19] Ye T, Shuo L, Peiyao Y, et al. Synthesis and biological evaluation of new series of benzamide derivatives containing urea moiety as sEH inhibitors [J]. Bioorganic & medicinal chemistry letters,

2022，70（33）：128805-128825.

［20］ Sandra H，Springwald A H，Sabine S，et al. Mineralizing Gelatin Microparticles as Cell Carrier and Drug Delivery System for siRNA for Bone Tissue Engineering ［J］. Pharmaceutics，2022，14（3）：548-568.

［21］ Sup M Y，Jin Y L，Ji H S，et al. Recent Advances and Challenges in Controlling the Spatiotemporal Release of Combinatorial Anticancer Drugs from Nanoparticles ［J］. Pharmaceutics，2020，12（12）：1156-1161.

［22］ Guo Y，Jia S，Qiao L，et al. A multifunctional polypyrrole/zinc oxide composite coating on biodegradable magnesium alloys for orthopedic implants ［J］. Colloid Surface B，2020，194（7）：111186-111194.

［23］ Ying S，Guiyang W，Hao T，et al. Solution Treatment as Pretreatment for Corrosion Resistance and Cytocompatibility of Micro-Arc Oxidation Coating on Biodegradable Mg Alloy ［J］. Journal of Materials Engineering and Performance，2023，33（5）：2403-2413.

［24］ Corentin G，Julie M，Morgane D，et al. Mannose 6-phosphate receptor-targeting antibodies preserve Fc receptor-mediated recycling ［J］. Journal of controlled release：official journal of the Controlled Release Society，2023，358（42）：465-475.

［25］ Isha S，Varun K，Carolina A，et al. Influence of PLGA End Groups on the Release Profile of Dexamethasone from Ocular Implants ［J］. Molecular pharmaceutics，2023，20（2）：542-556.

［26］ Jihua T，Jing W，Huanyu X，et al. Nanoscale metal-organic framework delivers rapamycin to induce tissue immunogenic cell death and potentiates cancer immunotherapy ［J］. Nanomedicine：nanotechnology，biology，and medicine，2023，50（12）：2678-2694.

［27］ Qiao Z，Zhao Q，Guo P，et al. The role of multiple interfaces induced by hierarchical phase structures in the corrosion of low-cost titanium alloys ［J］. Materials & Design，2024，248（5）113521-113542.

［28］ Zhang Y，Wu Q，Li H，et al. Fabrication of a multifunctional PLGA coating on biodegradable Mg for corrosion control and drug delivery ［J］. Applied Surface Science，2022，607（23）：155017-155024.

［29］ Wang K，Liu X，Chen Y，et al. Controlling the burst release of drugs from PLGA microspheres：A review of strategies ［J］. Controlled Release，2023，363（9）：421-447.

［30］ Liu Y，Zhao T，Chen J，et al. Effect of drug loading on the release kinetics from PLGA-based implants ［J］. European Journal of Pharmaceutics and Biopharmaceutics，2023，199（12）：141-152.

［31］ Chen L，Wei Q，Zhang H，et al. A bilayer coating with PLGA and chitosan for sequential drug release from magnesium implants ［J］. Materials Design，2023，241（11）：113521-113532.

［32］ Anselme K，Bigerelle M，Adrian Li，et al. A review of the interplay between cell adhesion and surface topography at the micro and nano-scales ［J］. Materials Science：Materials in Medicine，2023，34（5）：65-77.

4

纯镁载黄连素仿生骨功能涂层抗菌性及细胞行为

4.1 引言

骨科内植入物感染常有发生，严重时可能会造成骨髓炎或者肢体截肢，加重了患者的生理痛苦和经济负担。原因包括手术过程中的无菌操作不恰当、在骨植入区域产生炎症[1]，其主要细菌为大肠杆菌和金黄色葡萄球菌。同时，成骨细胞促进骨形成以维持骨骼代谢、发育、生长的动态耦合平衡，而成骨细胞的骨形态发生蛋白（BMP-2）和转化生长因子（TGF-β）具有骨诱导能力[2,3]。

本章在第 3 章的研究基础上，以 UMAO 和 UMAO/PLGA 涂层为对照组，以 UMAO/PLGA-BR 为实验组，研究不同涂层对大肠杆菌和金黄色葡萄球菌的抑菌效果及作用机理；研究 MC3T3-E1 成骨细胞在涂层表面的黏附、增殖及对细胞内 BMP-2 和 TGF-β 表达的影响情况，评价载药涂层对细胞的生物学行为影响；对载药涂层抗菌性能及细胞生物相容性能进行评价。

4.2 载黄连素功能涂层抗菌性能

4.2.1 覆膜法抗菌性能研究

不同涂层表面对金黄色葡萄球菌（S. aureus）和大肠杆菌（E. coli）的抗菌作用如图 4-1 所示。共同培养 24 h，空白对照组中存在大量菌落［图 4-1(a)，(g)］。与空白组相比，UMAO 组培养皿中仍可见大量活菌菌落［图 4-1(b)，(h)］，表明 UMAO 对两种菌无显著抗菌作用。而 UMAO/PLGA 组的抗菌活性略高于 UMAO 组，但对两种菌种的抗菌性仍偏低［图 4-1(c)，(i)］。与 UMAO 和 UMAO/PLGA

组相比，UMAO/PLGA-BR 涂层表面，两种菌的菌落寥寥无几；UMAO/PLGA-BR 3.0 组和 UMAO/PLGA-BR 6.0 组均达到抗菌作用（抗菌率>95%），其中 UMAO/PLGA-BR 6.0 组的菌落数最少，对两种菌的抑制效果最好。

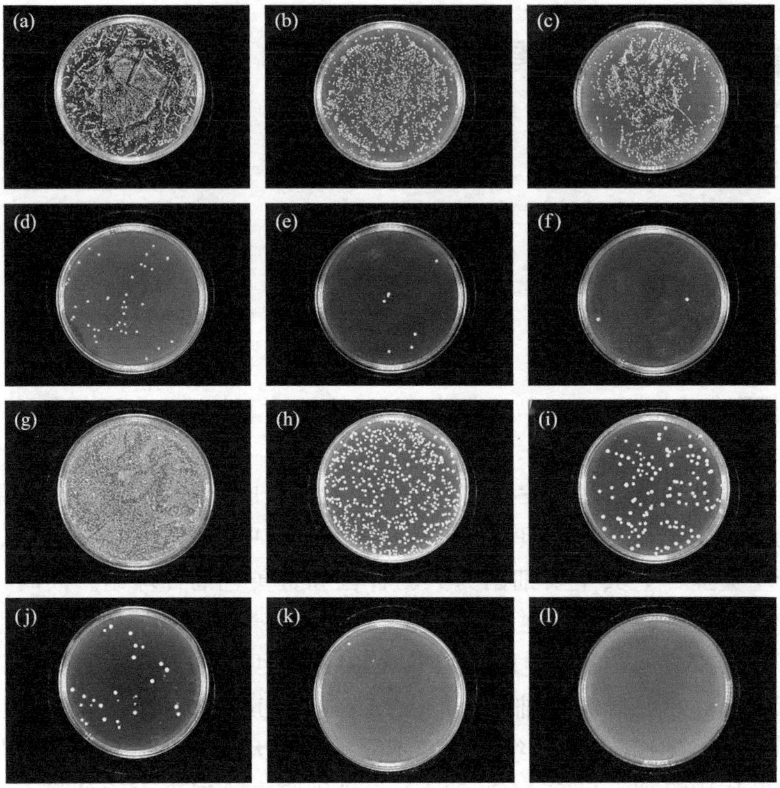

图 4-1　不同涂层与大肠杆菌和金黄色葡萄球菌作用 24 h 后的抗菌效果

(a)～(f)：S. aureus；(a) 空白组；(b) UMAO；(c) UMAO/PLGA；(d) UMAO/PLGA-BR 1.5；(e) UMAO/PLGA-BR 3.0；(f) UMAO/PLGA-BR 6.0

(g)～(l)：E. coli；(g) 空白组；(h) UMAO；(i) UMAO/PLGA；(j) UMAO/PLGA-BR 1.5；(k) UMAO/PLGA-BR 3.0；(l) UMAO/PLGA-BR 6.0

不同涂层对 S. aureus 的抗菌率见图 4-2。UMAO/PLGA 对 S. aureus 的抗菌率为 23.2%，UMAO/PLGA-BR 1.5、UMAO/PLGA-BR 3.0 和 UMAO/PLGA-BR 6.0 涂层对金黄色葡萄球菌的抗菌率分别为 85.4%、95.6% 和 96.8%。载药后涂层的抗菌率较高，抗菌活性强。说明负载黄连素药物对金黄色葡萄球菌有优异的抗菌作用。

不同涂层对 E. coli 的抗菌率见图 4-3。UMAO/PLGA 对 E. coli 的抗菌率为 32.0%。UMAO/PLGA-BR 1.5、UMAO/PLGA-BR 3.0 和 UMAO/PLGA-

BR 6.0 涂层对 E. coli 的抗菌率分别为 87.3%、96.4%和 97.6%。负载黄连素药物的涂层抗菌率较高，表明负载黄连素对大肠杆菌有明显的抑菌作用。

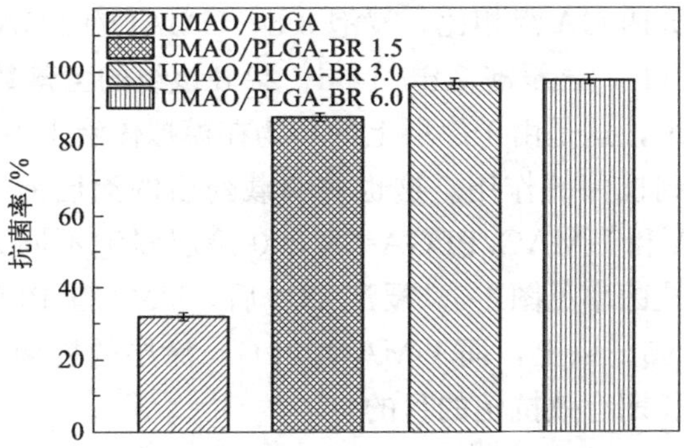

图 4-2　不同涂层对 S. aureus 的抗菌能力

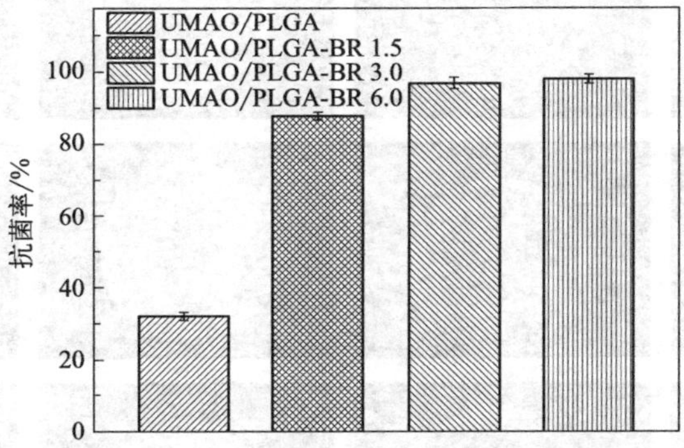

图 4-3　不同涂层对 E. coli 的抗菌能力

由各组抗菌率可知，载药后的涂层抗菌能力较强，UMAO/PLGA-BR 3.0 和 UMAO/PLGA-BR 6.0 的抗菌率相当。在考察涂层浸泡后的抗菌情况时，载药组选择 UMAO/PLGA-BR 3.0。UMAO、UMAO/PLGA、UMAO/PLGA-BR 3.0 试样在模拟体液中浸泡 3 d、7 d、14 d、28 d 对金黄色葡萄球菌和大肠杆菌的抗菌率如图 4-4 所示。在 UMAO 组，浸泡 3 d 后观察到许多金黄色葡萄球菌和大肠杆菌细菌菌落［图 4-4(a_1)，(d_1)］；随着浸泡时间延长，金黄色葡萄球菌和大肠杆菌未见显著减少，相反出现越来越多的菌落［图 4-4(a_1)～(a_4) 和图 4-4(d_1)～(d_4)］，表明 UMAO 抵抗金黄色葡萄球菌和大肠杆菌的能力不强。与 UMAO 组相比，在浸泡 3 d 后，菌落数减少，UMAO/PLGA 组对金黄色葡萄球菌和大肠杆菌有一定的抗菌能力［图 4-4(b_1)，(e_1)］。随着浸泡时间的延长，UMAO/PLGA 组对金黄色葡萄球菌和大肠杆菌抗菌能力逐渐增强，菌落数逐渐减少［图 4-4(b_1)～(b_4) 和图 4-4(e_1)～(e_4)］，这是因为随着浸泡时间延长，UMAO/PLGA 表面的 PLGA 逐渐降解为乳酸和羟基乙酸，两者起到了抗菌的作用。与 UMAO/PLGA 组相比，浸泡 3 d，UMAO/PLGA-BR 3.0 组菌落数最少［图 4-4(c_1)，(f_1)］，浸泡 7 d、14 d、28 d 该组的菌落数明显少于 UMAO 和 UMAO/PLGA 组，这是由于涂层上的药物在模拟体液中不断释放，与 PLGA 的降解产物共同起到抗菌的作用。这也表明载药后的涂层能在体内长期抗菌消炎。UMAO/PLGA 和 UMAO/PLGA-BR 3.0 涂层浸泡不同天数对金黄色葡萄球菌和大肠杆菌的抗菌率见图 4-5。浸泡 28 d 后，UMAO/PLGA-BR 3.0 对两种菌的抗菌率仍达到 95%以上，而 UMAO/PLGA 涂层的抗菌率较低。这表明负载药物后，能达到长期有效抗菌的目的。

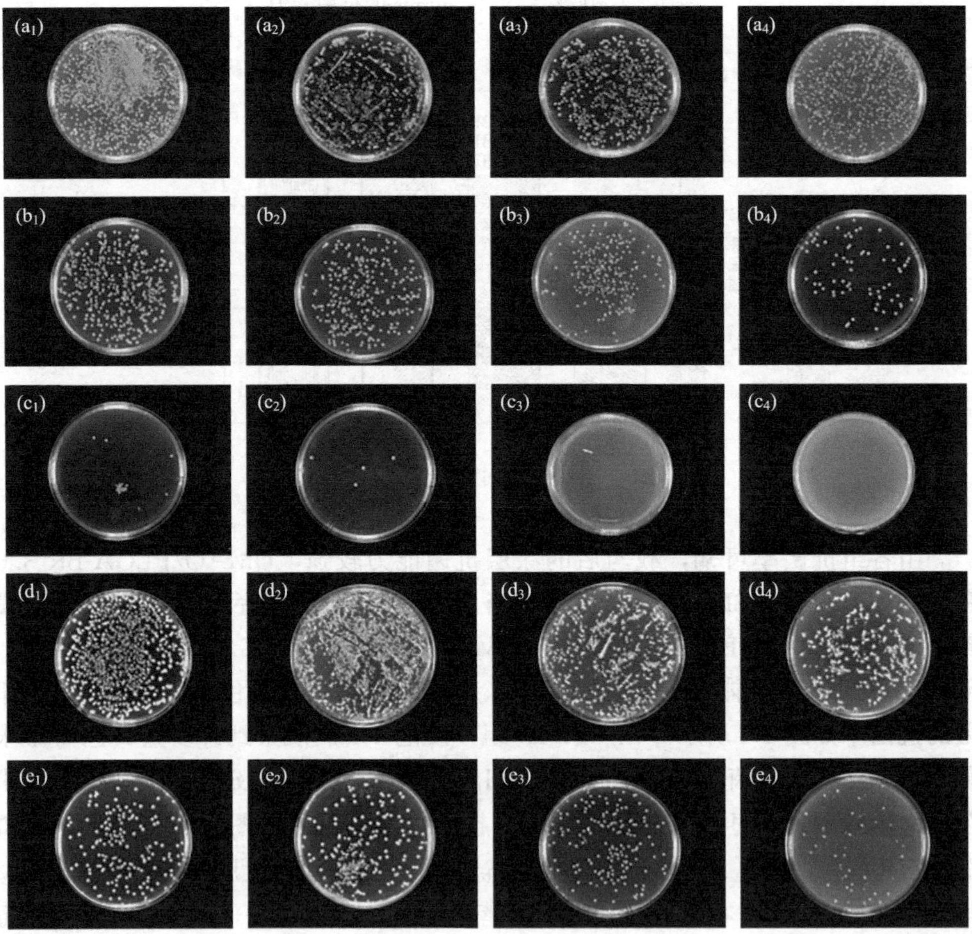

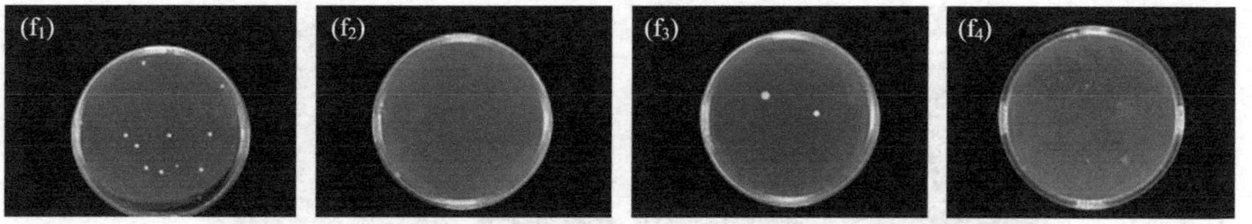

图 4-4 浸泡不同时间各涂层对 E. coli 和 S. aureus 的抗菌效果

S. aureus：(a_1)～(a_4) UMAO，3 d，7 d，14 d 和 28 d；(b_1)～(b_4) UMAO/PLGA，3 d，7 d，14 d 和 28 d；(c_1)～(c_4) UMAO/PLGA-BR 3.0，3 d，7 d，14 d 和 28 d

E. coli：(d_1)～(d_4) UMAO，3 d，7 d，14 d 和 28 d；(e_1)～(e_4) UMAO/PLGA，3 d，7 d，14 d 和 28 d；(f_1)～(f_4) UMAO/PLGA-BR 3.0，3 d，7 d，14 d 和 28 d

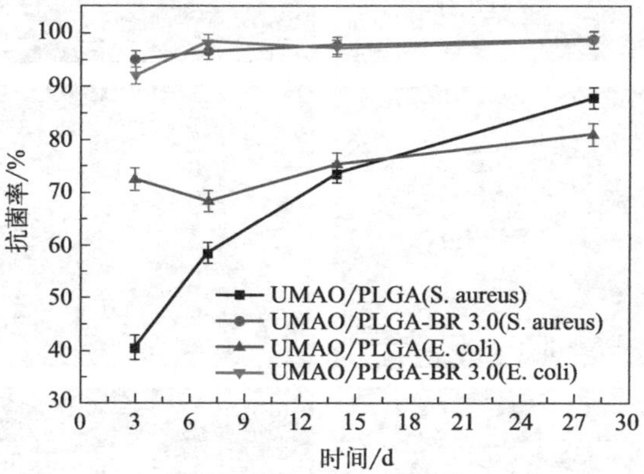

图 4-5 UMAO/PLGA 和 UMAO/PLGA-BR 3.0 浸泡不同天数对 E. coli 和 S. aureus 的抗菌效果

4.2.2 细菌的活性研究

将金黄色葡萄球菌和大肠杆菌接种到不同涂层试样上，置于恒温培养箱培养 24 h，生理盐水冲洗两次去除培养基和代谢物，台盼蓝试剂染色，分析细菌的存活程度。荧光显微镜观察见图 4-6。活细菌结构完整，排斥台盼蓝，不被染成蓝色；丧失活性的细菌或壁膜不完整的细菌，通透性增加，被染成淡蓝色。UMAO 表面未被染色［图 4-6(a_1)，(b_1)］，证明表面含有大量的活细菌。而 UMAO/PLGA 表面少量被染色［图 4-6(a_2)，(b_2)］，表明有少量的死细菌，具有一定的抗菌能力，但比较弱。与 UMAO 和 UMAO/PLGA 相比，载药后的涂层表面染色明显［图 4-6(c_1)～(e_1) 和图 4-6(c_2)～(e_2)］，表明载药后的涂层表面存在大量的死菌和少量的活菌，证实 UMAO/PLGA-BR 涂层具有较强的抗菌能力。所有这些结果与平板计数法一致。

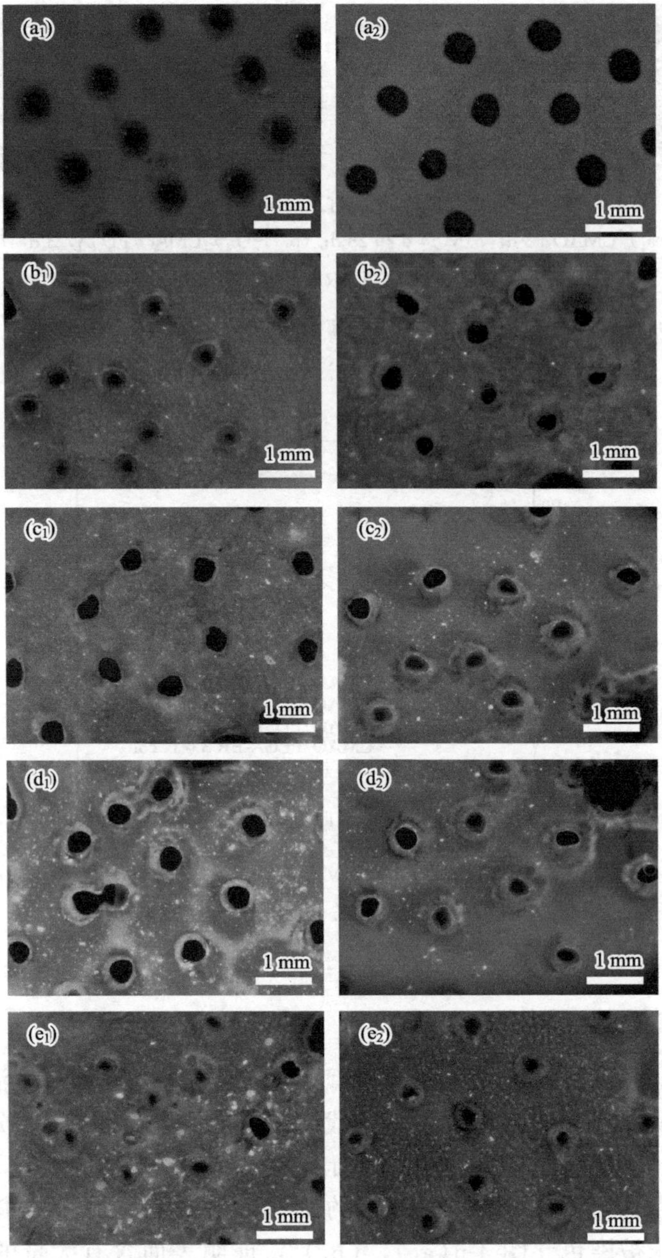

图 4-6　不同涂层金黄色葡萄球菌和大肠杆菌的台盼蓝染色形貌

S. aureus：$(a_1)\sim(e_1)$ UMAO，UMAO/PLGA，UMAO/PLGA-BR 1.5，UMAO/PLGA-BR 3.0，UMAO/PLGA-BR 6.0

E. coli：$(a_2)\sim(e_2)$ UMAO，UMAO/PLGA，UMAO/PLGA-BR 1.5，UMAO/PLGA-BR 3.0，UMAO/PLGA-BR 6.0

4.2.3 细菌形态观察及分析

不同涂层样品上金黄色葡萄球菌和大肠杆菌培养 24 h 的 SEM 形貌如图 4-7。从图中可以看出，在 UMAO 和 UMAO/PLGA 样品中都发现了大量的细菌。表面上积累的细菌与涂层表面粘在一起。金黄色葡萄球菌呈球形，大肠杆菌呈棒状，细胞壁完整，一些细菌处于二分裂状态，表明 UMAO 和 UMAO/PLGA 表面的细菌保持了很好的健康状态［图 4-7(a_1)，(a_2)，(b_1)，(b_2)］。两种细菌在 UMAO 涂层上的黏附数量多于在 UMAO/PLGA 上的黏附数量。这归因于 UMAO 涂层改性后的 MgO 活性涂层与微纳结构表面，增加材料的表面能及表面积，提高了生物活性，因此更有利于金黄色葡萄球菌和大肠杆菌黏附和增殖。在 UMAO/PLGA-BR 涂层上也观察到一些细菌［图 4-7(c_1)，(c_2)，(d_1)，(d_2)，(e_1)，(e_2)］，但数量明显减少，特别是在 UMAO/PLGA-BR 3.0 涂层表面，细菌在涂层上的黏附和增殖受到抑制，一些细菌结构萎缩和变形，生物被膜结构被破坏，在细菌周围观察到细胞质泄漏，如图中的白色箭头所示，表明细菌生物被膜结构受到严重破坏和溶解。这是由于 PLGA 和黄连素分子被细胞内化或直接与生物被膜结构接触，发生破损，干扰营养物运输功能，最终导致细菌死亡。

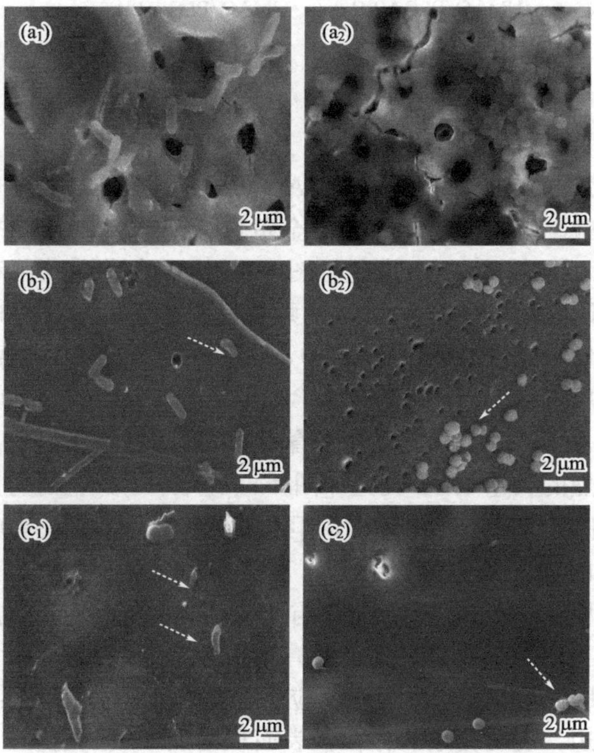

图 4-7

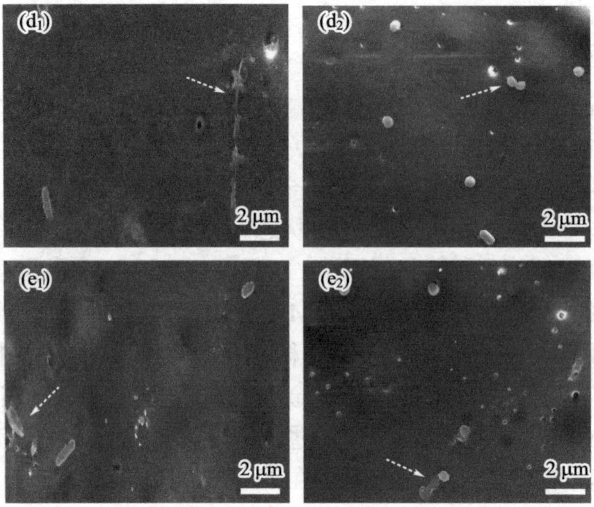

图 4-7 不同涂层大肠杆菌和金黄色葡萄球菌培养 24 h SEM 形貌
E. coli：(a_1)～(e_1) UMAO，UMAO/PLGA，UMAO/PLGA-BR 1.5，
UMAO/PLGA-BR 3.0，UMAO/PLGA-BR 6.0
S. aureus：(a_2)～(e_2) UMAO，UMAO/PLGA，UMAO/PLGA-BR 1.5，
UMAO/PLGA-BR 3.0，UMAO/PLGA-BR 6.0

4.2.4 细菌氧化应激（ROS）反应

载药后的涂层抗菌能力相当，UMAO/PLGA-BR 3.0 代表载药后的涂层，进行氧化应激试验。不同涂层样品上的金黄色葡萄球菌和大肠杆菌在培养 2 h、6 h、12 h、24 h 后细胞内 ROS 染色见图 4-8。金黄色葡萄球菌和大肠杆菌在不同样品上孵育不同时间。在长达 24 h 的孵育过程中，UMAO 和 UMAO/PLGA 样品上均发现少量荧光（绿色）（图 4-8），表明在孵育过程中这两种涂层上 ROS 没有被激活。相反，在 UMAO/PLGA-BR 样品上，仅孵育 2 h 就观察到大量的 ROS 荧光［图 4-8(c_1)，(f_1)］。随着孵育时间的延长至 6 h，UMAO/PLGA-BR 样品上观察到强烈的大量 ROS 荧光［图 4-8(c_2)，(f_2)］，孵育 12 h，UMAO/PLGA-BR 样品上观察到大量的强荧光［图 4-8(c_3)，(f_3)］，表明细菌与样品之间的反应在这个时间间隔内变得强烈，而 UMAO 和 UMAO/PLGA 样品上的 ROS 荧光强度明显降低，表明细菌与样品之间的反应较弱。在 24 h，在 UMAO、UMAO/PLGA 样品上几乎没有观察到 ROS 荧光，而 UMAO/PLGA-BR 样品上仍有明显荧光，表明活化反应仍在进行。另外，观察孔周边及内部，荧光强度高于周边，表明孔隙的存在，表面积增加，载药增多，抗菌性能增强。以上结果表明载药后的涂层，一方面通过诱导活性氧（ROS）的发生，对细菌

产生氧化损伤，生理功能受损，抑制分裂，最终导致细菌凋亡[4]；另一方面直接破坏细菌生物膜，使细菌凋亡[5]。与抗生素抑菌机制不同，载药后的涂层直接与细菌作用，多个结合位点，细菌不容易产生耐药性。

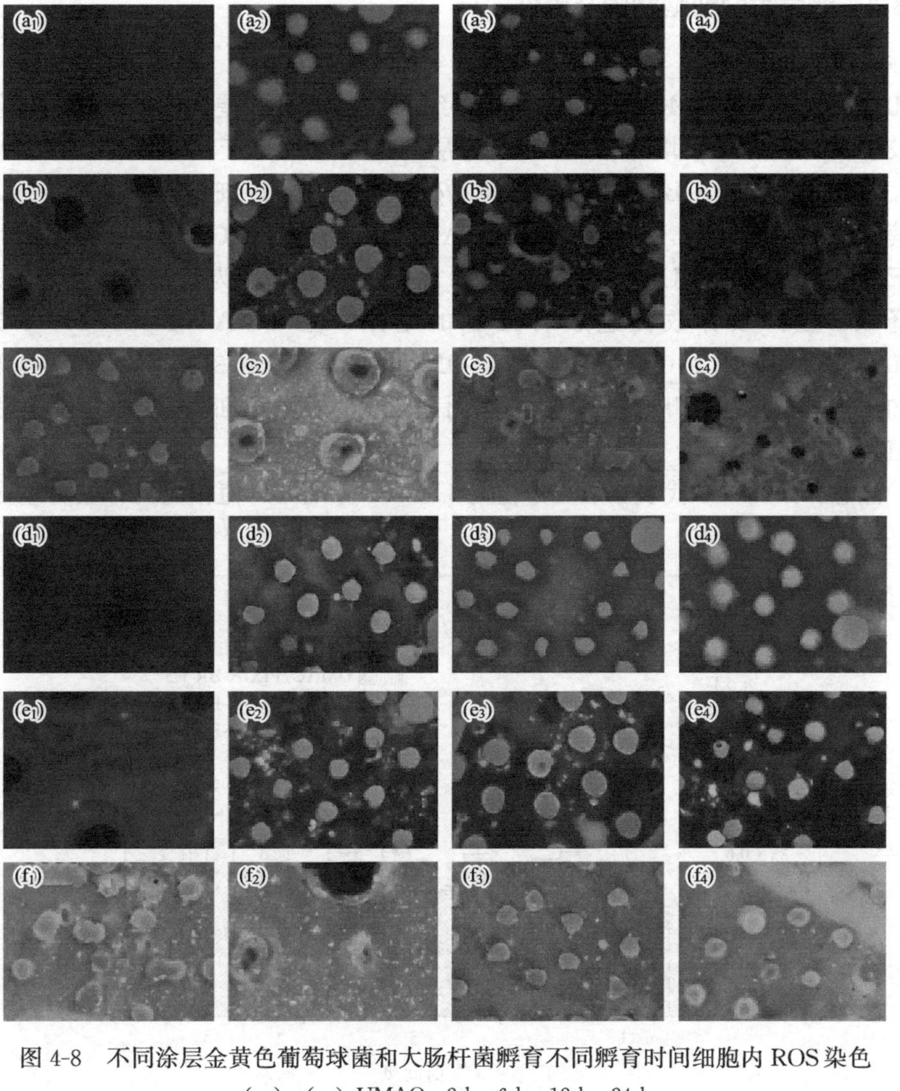

图 4-8 不同涂层金黄色葡萄球菌和大肠杆菌孵育不同孵育时间细胞内 ROS 染色

(a_1)～(a_4) UMAO，2 h、6 h、12 h、24 h

(b_1)～(b_4) UMAO/PLGA，2 h、6 h、12 h、24 h

(c_1)～(c_4) UMAO/PLGA-BR 3.0，2 h、6 h、12 h、24 h

E. coli：(d_1)～(d_4) UMAO，2 h、6 h、12 h、24 h

(e_1)～(e_4) UMAO/PLGA，2 h、6 h、12 h、24 h

(f_1)～(f_4) UMAO/PLGA-BR 3.0，2 h、6 h、12 h、24 h

4.3 载黄连素功能涂层细胞学行为

4.3.1 涂层表面细胞增殖及毒性分析

涂层表面细胞培养不同时间的增殖情况见图 4-9。培养 1 d，UMAO、UMAO/PLGA 和 UMAO/PLGA-BR 各组间增殖情况有差异，各组的 OD 值都比较小（$p<0.05$）。培养 3 d，载药涂层的增殖量均高于其他两种涂层。培养 5 d，UMAO/PLGA-BR 3.0 涂层细胞增殖速度加快，促细胞增殖作用较强，高于其他各组（$p<0.05$）。UMAO/PLGA-BR 1.5 和 UMAO/PLGA-BR 6.0 增殖量下降。不同载药量 UMAO/PLGA-BR 涂层中 PLGA 作为药物载体，使 BR 可控释放，且持续释放促进成骨细胞的增殖，但 UMAO/PLGA-BR 1.5 和 UMAO/PLGA-BR 6.0 的增殖量小于 UMAO/PLGA-BR 3.0，这是因为适当地增加 BR，促进成骨细胞的增殖，当达到一定量时，产生细胞毒性，抑制细胞的增殖。

注意：$p<0.05$ 代表涂层 OD 值与 UMAO 涂层 OD 值相比具有显著差异。

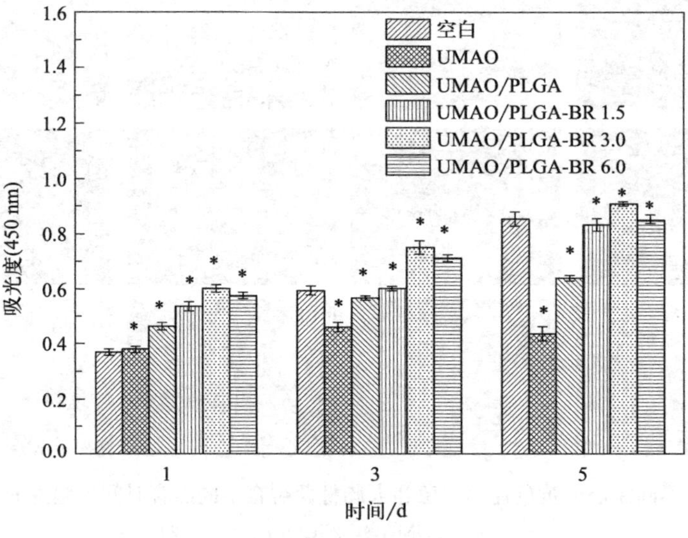

图 4-9　涂层表面细胞增殖 OD 值（$n=6$；$x\pm SD$）

培养 1 d、3 d 和 5 d，不同材料上细胞的相对增殖率（RGR），如图 4-10 所示。培养 1 d 时，所有样品上的 RGR 均高于 100%。在 3 d 时，UMAO/PLGA-BR 1.5、UMAO/PLGA-BR 3.0 和 UMAO/PLGA-BR 6.0 均高于 RGR≥

100%，而 UMAO 和 UMAO/PLGA 的 RGR 分别为 79%和 95%。在孵育 5 d 时，UMAO、UMAO/PLGA、UMAO/PLGA-BR 1.5、UMAO/PLGA-BR 3.0 和 UMAO/PLGA-BR 6.0 的 RGR 分别为 52%、75%、97%、106%和 100%。表明 UMAO 处理的表面不利于细胞的增殖。根据生物医学材料细胞毒性分级标准[6]，UMAO 样品细胞毒性等级为 2 级，轻毒性。UMAO/PLGA 和 UMAO/PLGA-BR 1.5 样品细胞毒性等级为 1 级，无毒性。UMAO/PLGA-BR 3.0 和 UMAO/PLGA-BR 6.0 样品细胞毒性等级为 0 级，无毒性。

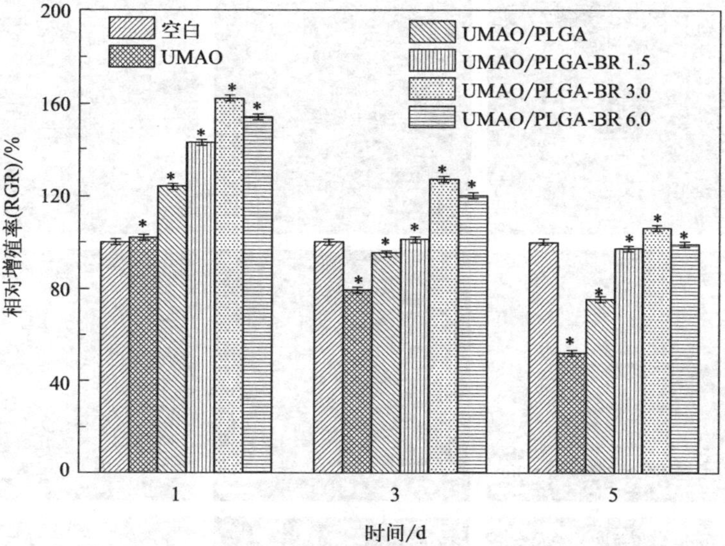

图 4-10 不同涂层上孵育 1 d、3 d、5 d MC3T3-E1 细胞的相对增殖率（$n=6$；$x\pm SD$）

4.3.2 细胞早期黏附量及骨架形态观察

不同涂层表面细胞培养 12 h 的激光共聚焦（CLSM）形貌如图 4-11 所示。UMAO 组有较弱的肌动蛋白纤维和较少的细胞核。细胞大小不一，体积小，部分呈卵圆形，少数有丝状伪足结构出现。UMAO/PLGA 组肌动蛋白纤维和细胞核较 UMAO 组丰富。铺展细胞肌动蛋白纤维清晰可见。少数体积小，缺乏胞质，有部分伪足伸展。UMAO/PLGA-BR 组，胞浆体积大，呈梭形且形态规则，肌动蛋白丝状结构清晰，呈鳞片状，相互连接，伪足伸入凹窝中。UMAO/PLGA-BR 1.5、UMAO/PLGA-BR 3.0 和 UMAO/PLGA-BR 6.0 组之间，细胞扩散区差异不明显。CLSM 结果进一步表明，UMAO/PLGA-BR 涂层中添加黄连素可增强细胞的黏附性。

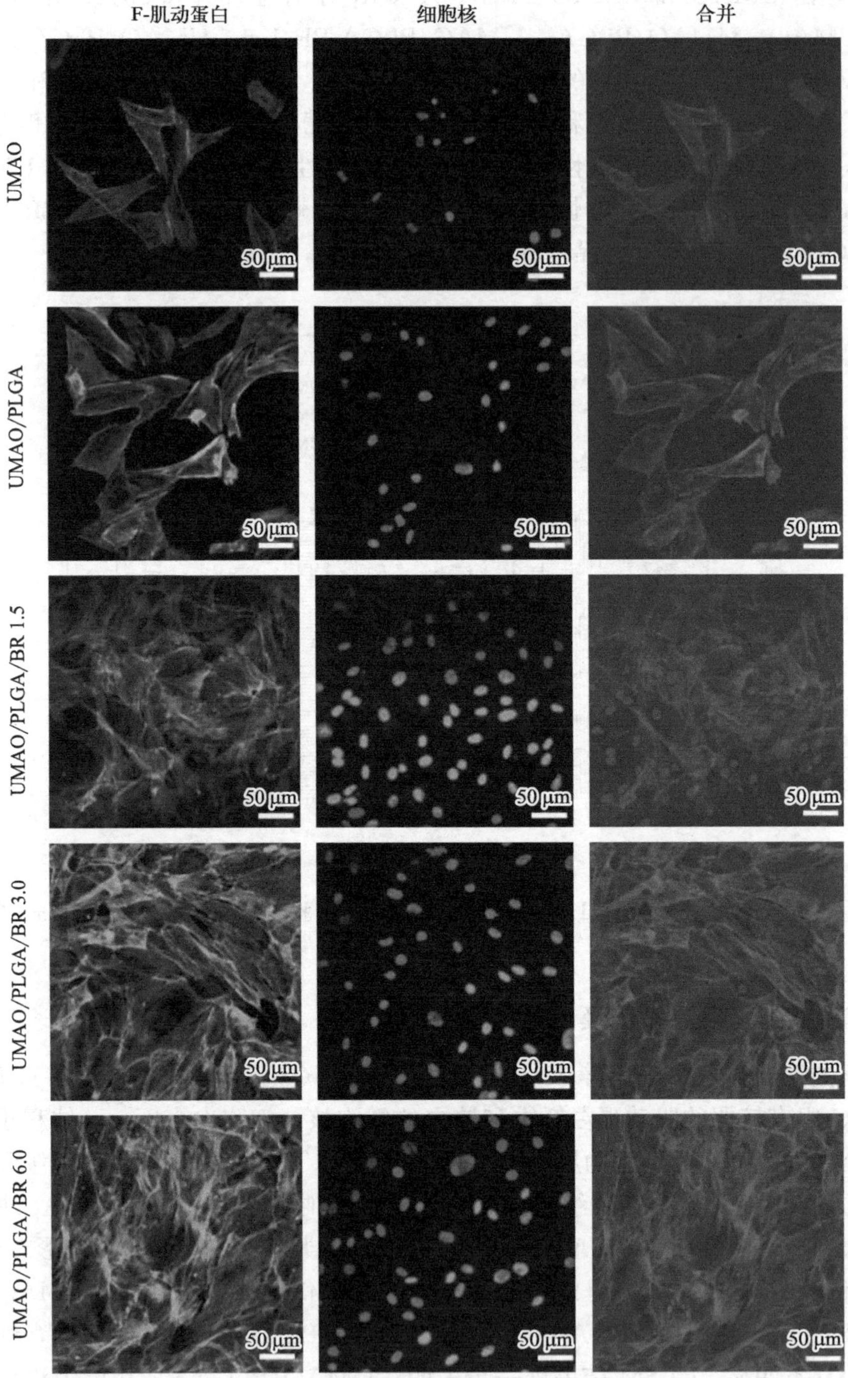

图 4-11　细胞在涂层表面 CLSM 形貌

4.3.3 涂层表面细胞黏附形貌

不同涂层上培养 MC3T3-E1 细胞孵育 1 d、3 d 和 5 d 的 SEM 形貌如图 4-12 所示。在第 1 d 时，UMAO 涂层表面细胞呈梭状且薄，没有伪足结构出现［图 4-12(a_1)］。UMAO/PLGA 涂层可以观察到大量的丝状足和扁平足，并且很多精细细丝与涂层连接紧密［图 4-12(b_1)］。UMAO/PLGA-BR 涂层表面细胞数增加，细胞呈梭形和多边形，且伸出细长伪足有助于细胞铺在涂层表面［图 4-12(c_1)～(d_1)］。在第 3 d 时，UMAO 涂层表面细胞生长铺展，但伪足结构不明显［图 4-12(a_2)］。UMAO/PLGA 涂层表面细胞生长且增殖铺展，细胞聚集，伪足结构与涂层结合紧密［图 4-12(b_2)］。

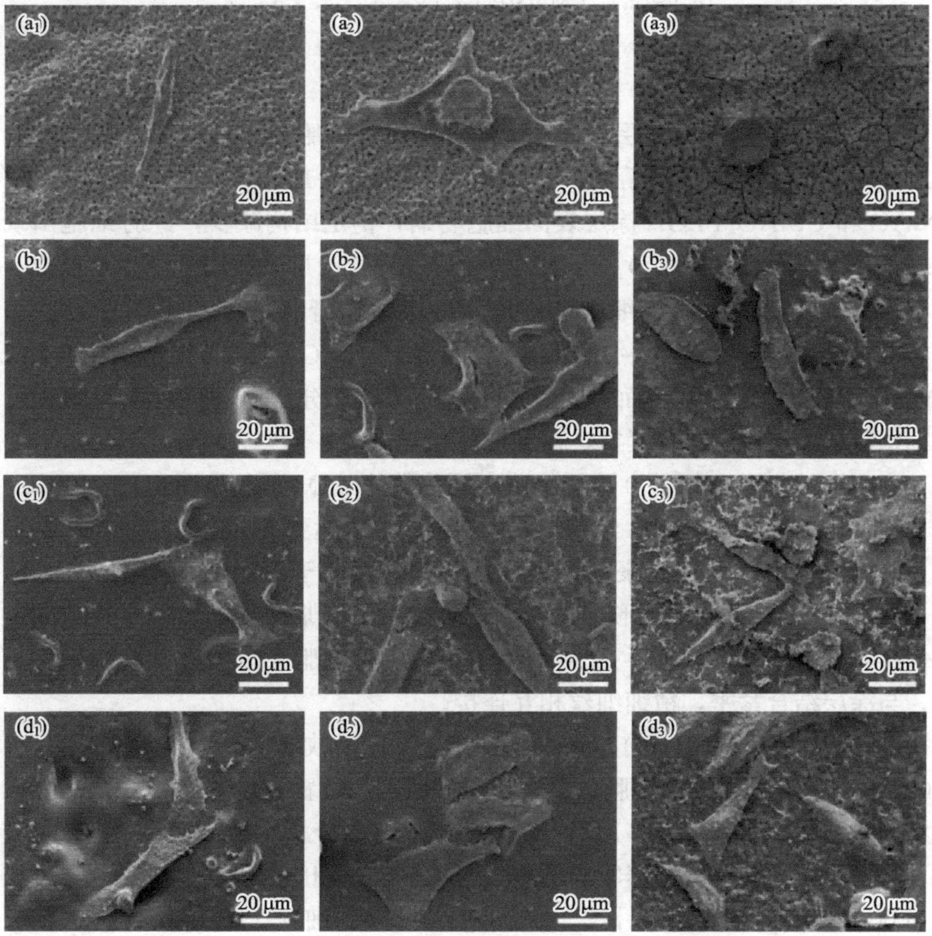

图 4-12

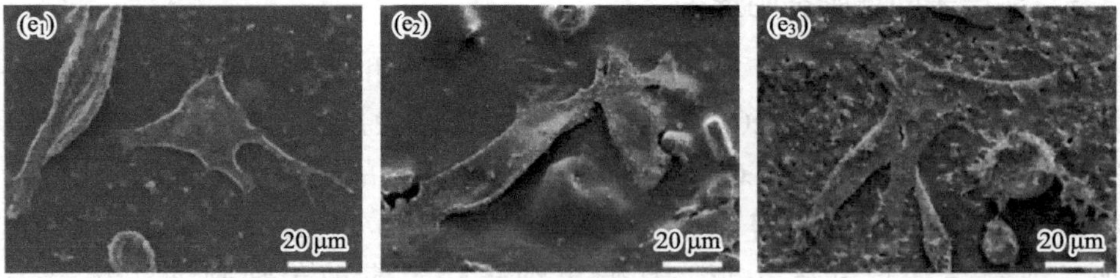

图 4-12　不同涂层上细胞黏附形貌

(a_1)～(a_3)：UMAO，1 d，3 d，5 d

(b_1)～(b_3)：UMAO/PLGA，1 d，3 d，5 d

(c_1)～(c_3)：UMAO/PLGA-BR 1.5，1 d，3 d，5 d

(d_1)～(d_3)：UMAO/PLGA-BR 3.0，1 d，3 d，5 d

(e_1)～(e_3)：UMAO/PLGA-BR 6.0，1 d，3 d，5 d

UMAO/PLGA-BR 涂层表面细胞显示丰富的细胞质，可以观察到大量的丝状足和扁平足，并且很多精细细丝相互连接［图 4-12(c_2)～(e_2)］。在第 5 d，UMAO 和 UMAO/PLGA 涂层表面细胞萎缩，伪足结构减少，此时细胞出现凋亡现象［图 4-12(a_3)，(b_3)］。UMAO/PLGA-BR 涂层表面细胞呈多角形或三角形，伸出细长伪足有助于细胞铺在涂层表面，有脊状的突起［图 4-12(c_3)～(e_3)］。与 UMAO/PLGA-BR 1.5 和 UMAO/PLGA-BR 6.0 涂层组相比，UMAO/PLGA-BR 3.0 表面细胞胞质丰富，伸展充分，与涂层表面黏附程度最高，伪足结构与涂层结合紧密，精细细丝相互连接。

UMAO/PLGA-BR 3.0 涂层细胞不同倍数的 SEM 形貌见图 4-13。在 100 倍镜下，可见细胞数量较多，与涂层表面融合较好，达到 50%以上［图 4-13(a)］。在 500 倍镜下，可见细胞聚集，形成细胞团，贴附于涂层表面［图 4-13(b)］。在 2000 倍镜下，可见细胞形态丰满，呈多边形，胞浆丰富，多伪足且与周边细胞伪足连接［图 4-13(c)］。在 5000 倍镜下，可见细胞大量的丝状和扁平伪足结构，与涂层结合紧密，精细细丝相互连接。

UMAO/PLGA-BR 3.0 涂层孔周围细胞不同倍数的 SEM 形貌见图 4-14。在 100 倍镜下，可见孔周边细胞数量较试样表面其他位置多［图 4-14(a)］，且大部分细胞呈梭形、纺锤形或多边形，细胞铺展较好。分析原因：在孔周围营养液丰富，流通性好，有利于营养物质的传递与运输，为细胞铺展提供了有利条件。比较 4000 倍镜下孔周围细胞［图 4-14(b)］与孔外围细胞［图 4-14(c)］的生长情况，两个位置的细胞都可以看见丝状和扁平伪足结构，与涂层结合紧密，这表明两个位置细胞均生长状态良好。但与孔外围细胞相比，孔周围细胞伸入涂层内部，与涂层融为一体，结合更加紧密。分析原因：孔周围培养液的流动性较表面大，刺激细胞与基体更好地结合，以应对外来因素的影响。

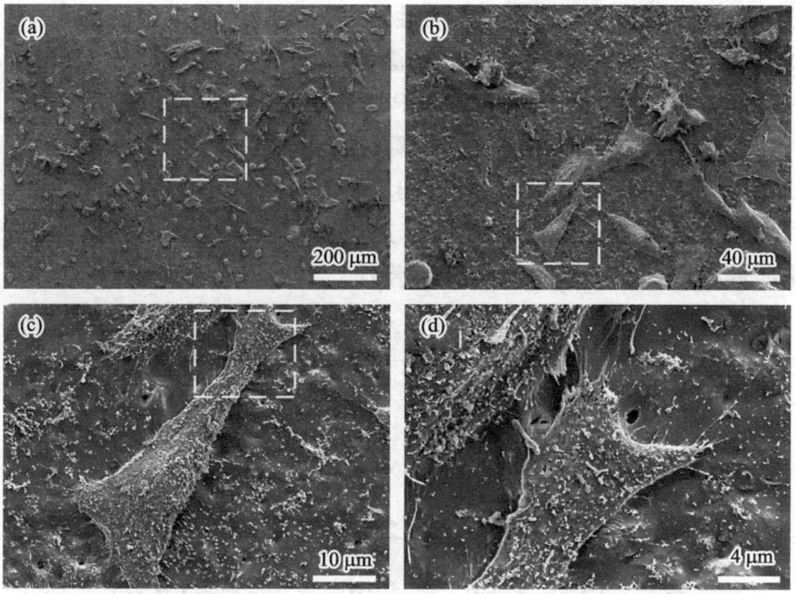

图 4-13 UMAO/PLGA-BR 3.0 涂层细胞不同倍数的 SEM 形貌

(a) 100×；(b) 500×；(c) 2000×；(d) 5000×

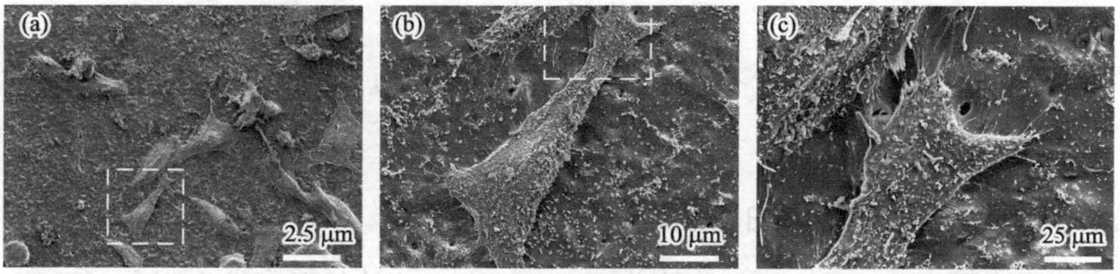

图 4-14 UMAO/PLGA-BR 3.0 涂层孔周围细胞生长的 SEM 形貌

(a) 100 ×；(b) 和 (c) 4000 ×

4.3.4 涂层表面细胞碱性磷酸酶活性研究

骨组织与植入体之间的结合不仅包括成骨细胞在其表面的黏附、增殖，还包括细胞的成熟分化。因此除了细胞黏附和增殖之外，检测细胞第 4 d、第 7 d 和第 10 d 的碱性磷酸酶（ALP）活性非常重要。用 ALP 评价不同样品涂层表面的成骨分化能力。不同涂层表面对细胞内 ALP 活性的影响如图 4-15 所示。结果显示，在测定期间内，所有样品表面 MC3T3-E1 成骨细胞的碱性磷酸酶活性随着培养时间的延长而发生改变。在第 4 d，不同涂层表面细胞之间碱性磷酸酶活性相差不大，但也具有一定的统计学意义；在培养第 7 d 时，UMAO/PLGA-BR 3.0 涂层表面的成骨细胞碱性磷酸酶活性表现出比其他涂层更高的水平。在培养第 10 d 时，UMAO 和 UMAO/PLGA 涂层表面表现出相对于 UMAO/PLGA-BR 涂层较低的 ALP 活性，而 UMAO/PLGA-BR 3.0 涂层上依旧表现出最高的碱性磷酸酶活性，且与其他各组的碱性磷酸酶活性都具有统计学差异。以上结果表明，UMAO/PLGA-BR 表面可诱导细胞分化。同时，UMAO/PLGA-BR 3.0 上的成骨细胞呈现出最高的 ALP 活性，这也表明该涂层表面可诱导更多的成骨细胞分化，具有更好地介导细胞成骨的潜力。

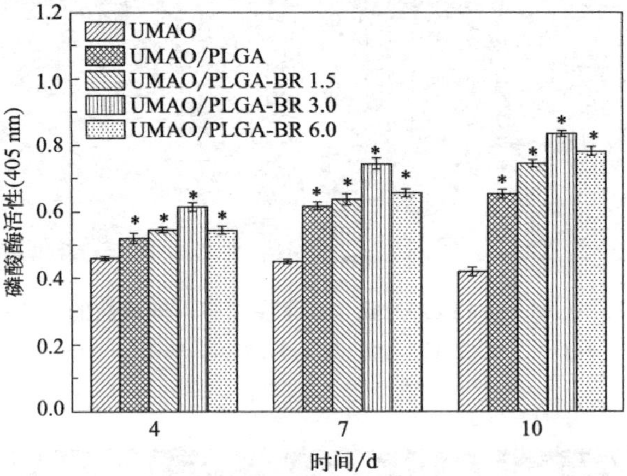

图 4-15　第 4 d、第 7 d 和第 10 d 对不同涂层的 MC3T3-E1 的 ALP 定量测定（$n=6$；$x \pm SD$）

4.3.5　涂层细胞成骨蛋白基因表达

不同涂层上 MC3T3-E1 细胞培养 3 d、7 d、10 d 的骨形态发生蛋白（BMP-2）和转化生长因子（TGF-β）的分子印迹（western blot）表达结果如图 4-16 所示。BMP-2 和 TGF-β 生长因子存在于正常骨组织，但在骨愈合过程中有强表达，以调节成骨细胞及相关前体细胞的增殖、分化，并诱导血管再生，在骨损伤愈合过程中起着巨大的作用。其中，BMP-2 是骨缺损中常使用的生长因子，在整个修复过程中都发挥作用。TGF-β 促进骨细胞迁移，是细胞增殖和分化的有效调节剂，能够增强 BMP-2 的骨诱导能力。BMP-2 和 TGF-β 的表达能刺激相应蛋白的募集，促进成骨细胞矿化向相应基质矿化[7]。从图中可以看出，在培养 3 d、7 d、10 d 时，各组间对照的 β-actin 的表达相差不大，无统计学意义。在培养

3 d、7 d、10 d 时，各组间 BMP-2 的表达相差较大。UMAO 组在 3 个时间点内，表达都最弱，表明 UMAO 组细胞内 BMP-2 表达弱，不利于骨损伤的修复。与 UMAO 组相比，UMAO/PLGA 组细胞内 BMP-2 表达相对增强，表明 PLGA 涂层在一定程度上刺激细胞内 BMP-2 的表达，对骨损伤的修复有促进作用。负载黄连素的涂层组与 UMAO 组和 UMAO/PLGA 组相比，细胞内 BMP-2 表达显著增强，表明黄连素的加入促进了 BMP-2 蛋白的表达。UMAO/PLGA-BR 3.0 组内 BMP-2 蛋白的表达略高于 UMAO/PLGA-BR 1.5 组和 UMAO/PLGA-BR 6.0 组，表明 UMAO/PLGA-BR 3.0 组内黄连素的负载量最利于细胞的增殖和分化。与 BMP-2 蛋白相比，TGF-β 表达与其呈现出一致的趋势，但略有不同。UMAO 组在培养 3 d、7 d、10 d，TGF-β 表达都非常弱，且呈现下降趋势，表明 UMAO 试样降解与否，都不利于 TGF-β 的表达。UMAO/PLGA 组细胞内 TGF-β 表达相对增强，且随着培养时间延长，表达越明显，表明 PLGA 涂层在一定程度上刺激细胞内 TGF-β 的表达，对骨损伤的修复有一定促进作用。负载黄连素的涂层与 UMAO 和 UMAO/PLGA 相比，细胞内 TGF-β 表达显著增强，表明黄连素的加入促进了 TGF-β 蛋白的表达。UMAO/PLGA-BR 3.0 组内 TGF-β 蛋白的表达略高于 UMAO/PLGA-BR 1.5 和 UMAO/PLGA-BR 6.0，表明 UMAO/PLGA-BR 3.0 组内黄连素的负载量最利于细胞的增殖和分化。

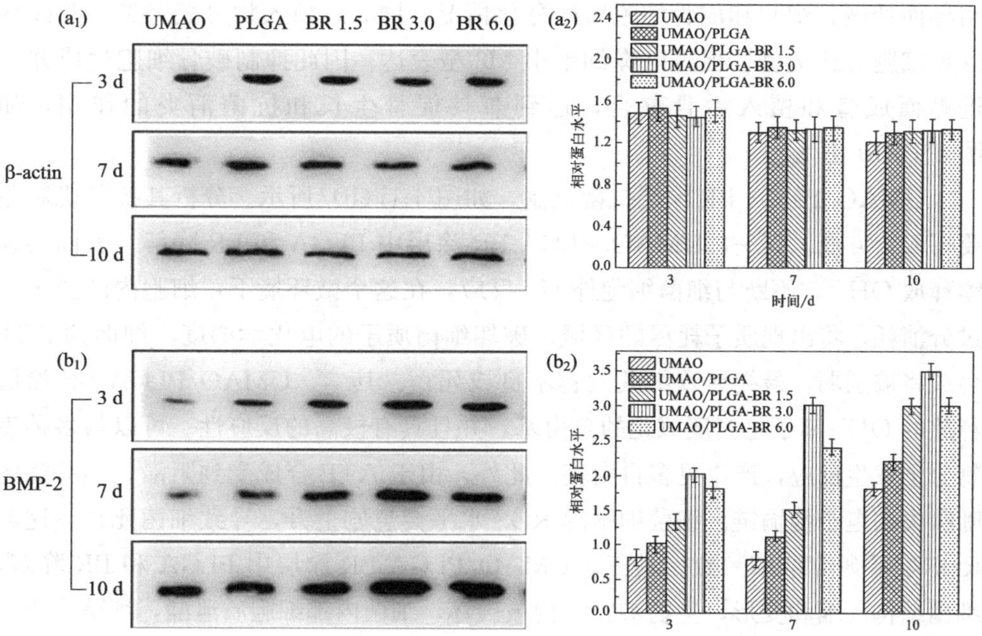

图 4-16

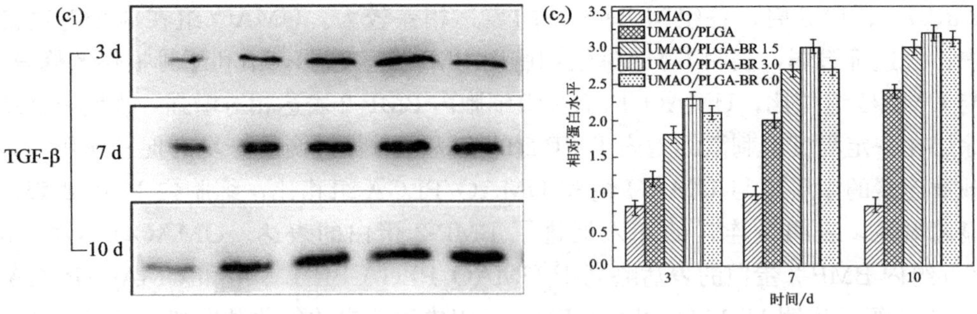

图 4-16 3 d、7 d 和 10 d 不同涂层上 MC3T3-E1 的 Western blot 结果

(a_1),(a_2)β-actin 表达;(b_1),(b_2)BMP-2 表达;(c_1),(c_2)TGF-β 表达

4.4 载药涂层抗菌及促进细胞增殖机制

UMAO/PLGA-BR 涂层抗菌及促进细胞增殖机制如图 4-17 所示。植入物表面和宿主之间快速有效的骨整合至关重要，植入材料后，免疫系统开始运转，激活并调节宿主中的局部微环境[8]。适当的免疫微环境有助于骨骼再生[9]。具有附着力和成骨特性的 UMAO/PLGA-BR 仿生设计，用于调节骨损伤界面处破骨细胞和成骨细胞增殖分化情况。同时，植入物可减轻炎症并改变巨噬细胞分化类型，促进巨噬细胞中 M2 型表达，因此抑制破骨细胞生成并促进界面成骨和植入后骨整合，达到兼具促骨生长和抗菌消炎的作用，如图 4-17(a) 所示。

UMAO/PLGA-BR 涂层抗菌机制，如图 4-17(b) 所示。分析其抗菌机制主要有四个方面。其一，UMAO/PLGA-BR 涂层中 PLGA 和 BR 降解，表面会连续释放 OH^-，不断与细菌细胞外 H^+ 反应，在这个微环境下，细胞内的质子会过分消耗，将出现质子耗尽的区域，破坏细菌质子的电化学梯度，细菌的 ATP 合成将被削弱，最终导致细菌发育不良或死亡。其二，UMAO/PLGA-BR 涂层释放的 OH^- 离子是高度氧化的自由基，并且具有极高的反应性。可以与多种生物分子发生反应，产生更多自由基。此外，由于 ATP 合成受到阻滞，相关酶的呼吸失去电子传输链。细菌细胞内 ROS 水平会急剧上升，导致细菌死亡，这与 ROS 实验研究结果一致。其三，UMAO/PLGA-BR 涂层中 PLGA 和 BR 降解，细菌结构萎缩和变形，生物被膜结构被破坏，细菌内部细胞质泄漏，细菌生物被膜结构受到严重破坏和溶解，细菌死亡。其四，细菌内部的 H^+ 从破坏的生物被膜处流出，与涂层释放的 OH^- 缔结成水，使细菌进一步脱水。综上可知，制备的功能涂层与细菌多位点结合，所以不易产生耐药性。

UMAO/PLGA-BR 涂层细胞增殖机制，如图 4-17(c) 所示，分析其机制主要有三个方面。其一，抗菌与细胞增殖是相辅相成的，从 ROS 实验可知，UMAO/PLGA-BR 涂层中 PLGA 和 BR 有利于 ROS 产生，抑制细菌繁殖，但细胞内 ROS 水平会上升，为 ADP 转化为 ATP 提供有利条件，而 ATP 是所有活细胞必需的能源，为骨髓间充质干细胞（MSC）向成骨细胞分化提供能源。其二，ALP、BMP-2 和 TGF-β 可以激活 Wnt/β-catenin 信号通路中成骨基因 OSX、Runx2、Dlx5 和 Msx2 的表达，成骨标记基因表达上调，增加成骨细胞的数量并向相应成骨细胞分化，进而促进基质矿化。其三，巨噬细胞是免疫反应最重要的效应细胞之一，对组织与植入物的相互作用至关重要[10,11]。在不同信号的刺激下可能会极化为两种类型：激活炎性巨噬细胞（M1）和消炎巨噬细胞（M2）[12]。而 ALP、BMP-2 和 TGF-β 生长因子的表达，可促进巨噬细胞从 M1 向 M2 型极化，促进成骨细胞的增殖分化，进而有助于多功能植入物的界面骨整合[13]。综上可知，制备的功能涂层多方面促进细胞繁殖，加速骨损伤的愈合。

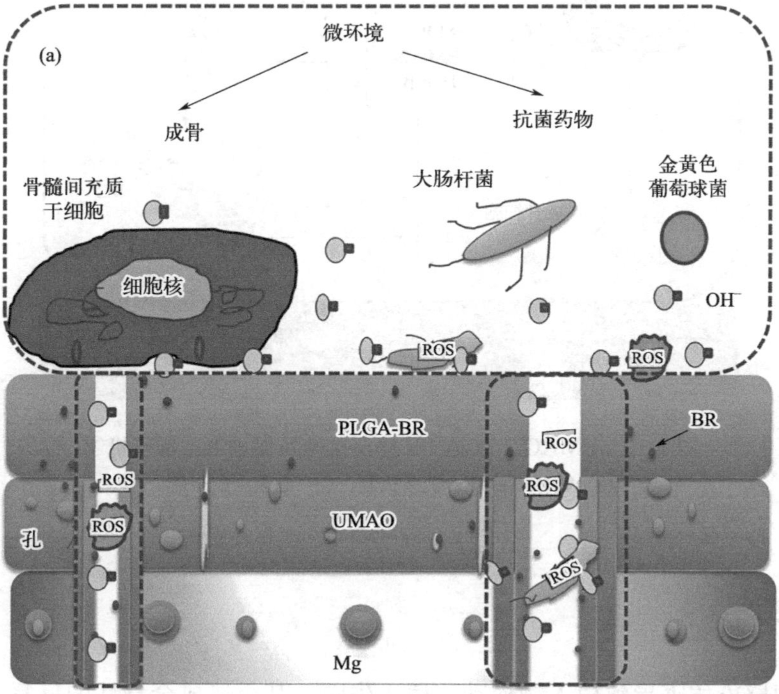

图 4-17

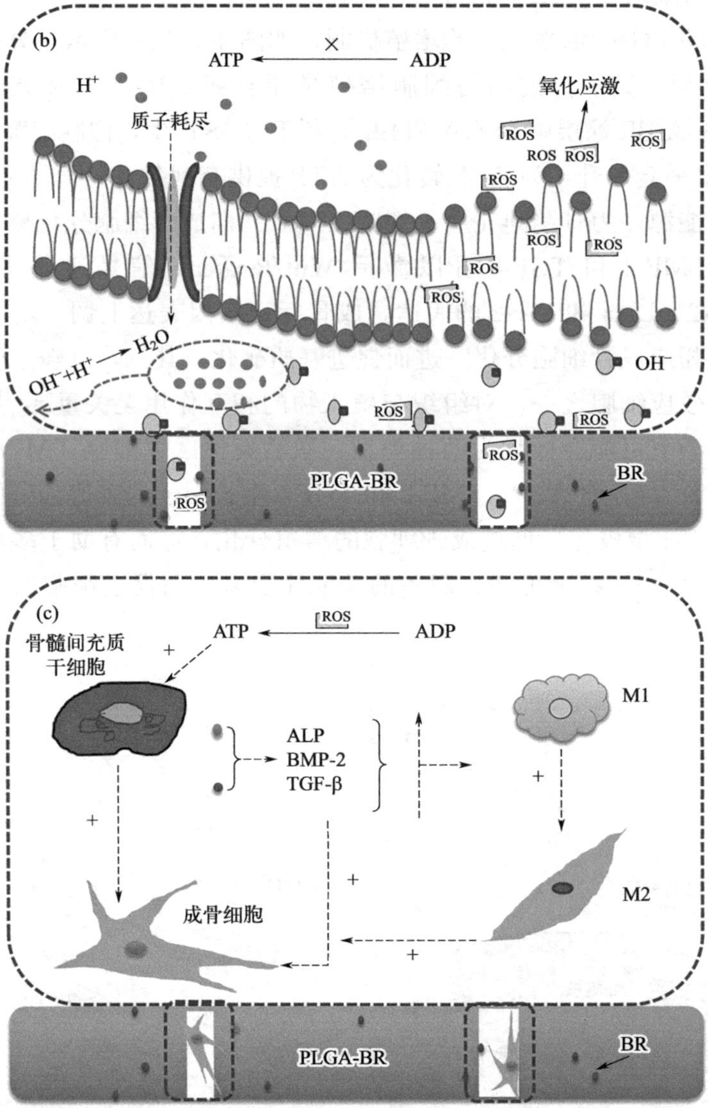

图 4-17 UMAO/PLGA-BR 涂层抗菌及促进细胞增殖机制

(a) 微环境；(b) 抗菌机制；(c) 细胞增殖机制

4.5 讨论

细菌感染危害导致植入物松动、植入失败，甚至造成全身性的反复感染。常规的治疗方法是在术时和术后口服抗生素，预防感染发生。另一个方法是在种植体上构建抗菌表面，直接抑制术中细菌的黏附，防止感染。庆大霉素和青霉素等抗生素应用在表面以防止细菌感染[14,15]。然而，细菌对抗生素产生严重的耐药性。据统计，到2050年，因耐药性感染导致的死亡率比所有其他原因导致的死亡率更高，会导致大约1000万人死亡[16]。在此背景下，具有抗菌特性的生物医学应用材料的开发尤为重要，为减少传统抗生素的滥用提供思路。

感染的难治愈性和耐药菌株的存在，引起了临床工作者对使用中药作为抗菌剂的兴趣。抗菌药物的抗菌机理主要有4种途径[17]：①破坏细菌膜，②抑制DNA复制、蛋白质合成和酶活性，③细胞毒性和ROS的产生，④通过抑制细胞呼吸。黄连素在当前的临床应用中主要用于治疗细菌性痢疾和肠胃炎。在抗菌方面，黄连素是一种广谱抗生素，而且不同浓度效果不同，低浓度抑菌高浓度杀菌。黄连素能抑制细菌生长、繁殖过程中必需的遗传物质合成，从而通过减少细菌数量来有效抑菌[18]。

深入研究负载药物涂层的抗菌接触反应机理：从实验结果可知，在UMAO/PLGA-BR涂层上细菌的细胞壁被破坏，达到杀菌的目的。同时SEM结果也可以看到（图4-7），涂层上的细菌黏附和增殖受到抑制，一些细菌结构萎缩和变形，生物被膜结构被破坏，在细菌周围观察到细胞质泄漏，表明细菌生物被膜结构受到严重破坏和溶解。ROS实验结果表明（图4-8），载药后的涂层通过诱导活性氧（ROS）的生成，ROS通过对细菌分子的氧化损伤导致其生理功能受损，抑制细菌分裂，引起细菌凋亡反应。以上研究表明，与抗生素抑菌机制不同，载药后的涂层直接作用于细菌，而且具有多个结合位点，所以不容易对细菌产生耐药性。且多孔附近细菌死亡率高、荧光强度高，表明多孔结构有利于消灭更多的细菌。

人体组织的愈合是一个长期的过程，材料的长期抗菌能力也是非常重要的。结果表明，即使将UMAO/PLGA-BR在模拟体液中浸泡14 d，UMAO/PLGA-BR合金的抗菌率仍保持不变（图4-4），表明UMAO/PLGA-BR样品具有很好的长期抗菌活性，能在体内长期抗菌消炎。这也说明，PLGA作为药物缓释基体，可以稳定、持续地维持药物分子的释放，是UMAO/PLGA-BR涂层长期发挥抗菌性能的前提和保障。

为了解决植入体易松动、细胞相容性差的问题，设计兼有促骨分化、促血管生成和抗菌性能的植入体表面，是骨科医用材料表面改性研究的方向。已有研究证实，黄连素具有良好的成骨性能。同时，多孔植入物孔周围的细胞向内生长更好，这是由于细胞悬浮液易在相对较大的路径上浸润，促进了细胞黏附，这表明仿骨材料独特的结构更有利于成骨细胞在材料表面与孔隙中进行黏附、生长和分化。ALP 是骨组织矿化的关键酶，细胞培养达第 10 d，UMAO 细胞正常的生理活动受到限制，分化能力减弱。其他组仍继续增加，UMAO/PLGA-BR 3.0 组增加明显，表明成骨细胞分化作用最好。

在调节骨生物学中，BMP-2 和 TGF-β 生长因子调节成骨细胞及相关前体细胞的增殖、分化，并诱导血管再生，在骨损伤愈合过程中起着巨大的作用。BMP-2 和 TGF-β 可以激活 Wnt/β-catenin 信号通路中的成骨基因（OSX、Runx2、Dlx5 和 Msx2）表达，使成骨相关的标记基因表达上调，破骨相关的标记基因表达下降，增加成骨细胞的数量并促进基质矿化，并且 BMP-2 和 TGF-β 生长因子的表达促进巨噬细胞从 M1 型向 M2 型极化，增加骨髓中干细胞的成骨活性[19]。在本研究中，培养 3 d、7 d 和 10 d，细胞内两种蛋白的表达差异较大，UMAO/PLGA-BR 组蛋白表达强于 UMAO 和 UMAO/PLGA 组，其中 UMAO/PLGA-BR 3.0 组呈强阳性表达，表明 UMAO/PLGA-BR 3.0 组更能刺激相应蛋白的募集，促进成骨细胞矿化向相应基质矿化。

4.6 本章小结

① UMAO/PLGA-BR 3.0 和 UMAO/PLGA-BR 6.0 涂层对大肠杆菌和金黄色葡萄球菌的抗菌率分别为 95.6%、96.8%，有良好的抗菌性。浸泡 14 d 对金黄色葡萄球菌和大肠杆菌的抗菌率为 95.2%、95.7%。

② 载药涂层细菌形态发生变化，蛋白质外泄，台盼蓝染色结果表明载药涂层破坏细菌的细胞壁，氧化应激结果表明载药涂层促进活性氧释放，抑制细菌蛋白质的合成，以上研究表明 UMAO/PLGA-BR 的抗菌作用机制为多位点结合，不易对细菌产生耐药性。

③ UMAO/PLGA-BR 无细胞毒性，UMAO/PLGA-BR 3.0 生物膜层能够对成骨细胞的增殖、表达具有促进作用。UMAO/PLGA-BR 仿生骨结构，负载药量增加，营养物质流通性增强，利于细胞黏附。

参考文献

[1] Roberto V P，Gavaia P，Nunes M J，et al. Evidences for a New Role of miR-214 in Chondrogenesis [J]. Sci Rep，2018，8 (1)：3704-3706.

[2] Xu Z，Zhang C，Yu Y，et al. Photoactive Silver Nanoagents for Backgroundless Monitoring and Precision Killing of Multidrug-Resistant Bacteria [J]. Nanotheranostics，2021，5 (4)：472-487.

[3] Gimenez-Ingalaturre A，Abad Álvaro I，Bakir M，et al. Bactericidal activity of silver nanoparticles: An analytical approach based on single cell and single particle inductively coupled plasma mass

spectrometry analysis to determine silver species involved [J]. Microchem, 2024, 8 (3): 111296-111305.

[4] Kim Y J, Seo D H, Kim I S, et al. Preliminary Study on an Alternative Test Method with MCTT HCETM for Ocular Irritation Test of Ophthalmic Medical Devices [J]. Toxics, 2023, 11 (3): 209-216.

[5] Yin B, Luo X, Gao P Y, et al. Copper and Zinc Co-doped Titanium Dioxide Nanotubes Arrays on Controlling Nitric Oxide Releasing and Regulating the Inflammatory Responses for Cardiovascular Biomaterials [J]. Recent Pat Nanotech, 2023, 17 (2): 165-172.

[6] Zheng M, Weng M, Zhang X, et al. Beta-tricalcium phosphate promotes osteogenic differentiation of bone marrow-derived mesenchymal stem cells through macrophages [J]. Biomed Mater, 2021, 16 (2): 25005-25011.

[7] Chen L, Qiao P, Liu H, et al. Amorphous Calcium Phosphate NPs Mediate the Macrophage Response and Modulate BMSC Osteogenesis [J]. Inflammation, 2021, 44 (1): 278-296.

[8] Amengual-Peñafiel L, Córdova LA, Constanza Jara-Sepúlveda M, et al. Osteoimmunology drives dental implant osseointegration: A new paradigm for implant dentistry [J]. Jpn Dent Sci Rev, 2021, 57 (3): 12-19.

[9] Ma J, Ding L, Peng X, et al. Recent Advances of Engineered Cell Membrane-Based Nanotherapeutics to Combat Inflammatory Diseases [J]. Small, 2024, 20 (28): 2308646-2308653.

[10] Fan L, Guan P, Xiao C, et al. Exosome-functionalized polyetheretherketone-based implant with immunomodulatory property for enhancing osseointegration [J]. Bioact Mater, 2021, 6 (9): 2754-2766.

[11] Min S, Jeon Y S, Choi H, et al. Large and Externally Positioned Ligand-Coated Nanopatches Facilitate the Adhesion-Dependent Regenerative Polarization of Host Macrophages [J]. Nano Lett, 2020, 20 (10): 7272-7280.

[12] Gorgin Karaji Z, Jahanmard F, Mirzaei A H, et al. A multifunctional silk coating on additively manufactured porous titanium to prevent implant-associated infection and stimulate bone regeneration [J]. Biomed Mater, 2020, 15 (6): 65016-65023.

[13] Markel D C, Powell D, Wu B, et al. Therapeutic Efficacy of an Erythromycin-Loaded Coaxial Nanofiber Coating in a Rat Model of Saureus-Induced Periprosthetic Joint Infection [J]. Int J Mol Sci, 2024, 25 (14): 21341-21348.

[14] Waleed Mohamed Marzok A, Shinfar B, Inyat T. Exploring comparative analysis of antibiotic resistance patterns in E. coli bacterial strains through the agar plate method Int [J]. Pharm Pract, 2024, 32 (6): 214-217.

[15] Da Silva R, Petri M V, Valencia E Y, et al. Visible light plasmon excitation of silver nanoparticles against antibiotic-resistant Pseudomonas aeruginosa [J]. Photodiagn Photodyn, 2020, 31 (5): 101908-101916.

[16] Zhao Q M, Li B, Yu F X, et al. Cu-Co Co-Doped Microporous Coating on Titanium with Osteogenic and Antibacterial Properties [J]. Biomed Nanotechnol, 2021, 17 (7): 1435-1447.

[17] Jia B, Zhang Z, Zhuang Y, et al. High-strength biodegradable zinc alloy implants with antibacterial

and osteogenic properties for the treatment of MRSA-induced rat osteomyelitis [J]. Biomaterials, 2022, 23 (4): 1663-1670.

[18] Saleh L S, Amer L D, Thompson B J, et al. Mapping Macrophage Polarization and Origin during the Progression of the Foreign Body Response to a Poly (ethylene glycol) Hydrogel Implant [J]. Adv Healthc Mater, 2022, 11 (9): 209-217.

[19] 巩锐，侯步逸，陈彤，等．镁合金微弧氧化表面处理技术研究进展及展望 [J]. 金属世界，2021，11 (4): 8-18.

5

纯镁载黄连素仿生骨功能涂层体内植入研究

5.1 引言

目前，在临床上骨缺损的治疗仍然是一个难题，尤其是临界骨缺损治疗。临界骨缺损是指机体内不能靠自行修复而愈合的最小缺损[1]。当骨缺损的长度超过 8 mm 时，一般就不能通过自身的修复能力愈合[2]。对于这种骨缺损治疗的思路是，制备一种理想的植入体材料，提供模拟机体自然愈合过程的环境，移植物促进血管生成和骨生成。然而，目前尚未研发出理想的种植体，经学者们不懈努力，种类繁多的种植体正逐渐崭露头角。

在第 3、4 章中，通过电化学、模拟体液浸泡、抑菌试验、细胞实验等手段，从耐蚀性、诱导磷灰石生成、抗菌性、细胞基因表达等体外实验，验证了 UMAO/PLGA-BR 3.0 在体外具有较好的耐蚀性、诱导磷灰石生成能力、抑菌性和成骨特性。然而，UMAO/PLGA-BR 3.0 的实用性还需通过动物体内实验来证实。本章将构建新西兰兔下颌骨中段临界缺损模型，以 UMAO 和 UMAO/PLGA 组作为对照组，UMAO/PLGA-BR 3.0 组作为实验组，植入实验动物家兔体内，利用生化检测仪、高效液相色谱仪、口腔 CT、激光共聚焦显微镜、扫描电镜、能谱仪、组织学等分析多孔种植体材料在 2 周、4 周、8 周、12 周时的体内表现，验证载药涂层在体内降解能力、安全性、释药性能、耐腐蚀性、抗菌性和诱导成骨的能力。

5.2 种植体大体外貌及降解情况观察

不同时间 UMAO、UMAO/PLGA、UMAO/PLGA-BR 3.0 各组标本的大

体形貌如图 5-1 所示。2 周时，各组试样表面光洁，没有明显差异。但观察 UMAO/PLGA-BR 3.0 组，中间孔洞表面可见零散肉芽组织。与其他两组相比，促骨生长作用更明显［图 5-1(c_1)］。在 4 周时，各组试样表面差异明显。UMAO 组植入体周围产生大量炎症细胞，炎症反应十分严重［图 5-1(a_2)］。与 UMAO 组相比，UMAO/PLGA 组炎症反应较弱，表明负载 PLGA 有一定的抗菌能力，这与抗菌作用结果一致［图 5-1(b_2)］。UMAO/PLGA-BR 3.0 组在种植体外围，在 4 周有薄层新生骨形成，种植体内部孔隙有骨组织向上攀爬，成骨及抗菌作用最佳［图 5-1(c_2)］。8 周时，UMAO 种植体降解严重，并对周围骨组织产生溶骨现象［图 5-1(a_3)］。与 UMAO 组相比，UMAO/PLGA 组降解较慢，溶骨现象减弱，但与周围结合较差［图 5-1(b_3)］。UMAO/PLGA-BR 3.0 组骨组织沿种植体向上攀爬，与周围骨结合较紧密，降解不明显［图 5-1(c_3)］。12 周时 UMAO 组降解严重，种植体的整体形貌破损，并且产生严重的炎症反应［图 5-1(a_4)］。UMAO/PLGA 组也产生一定的炎症反应，但与 UMAO 相比，炎症反应较弱，并且种植体内部产生一定的新生骨组织，但种植体外围骨组织发生一定的溶骨现象，与基体骨的结合相对变差［图 5-1(b_4)］。UMAO/PLGA-BR 3.0 组在种植体外围有新生骨形成。在种植体内部孔隙内布满新生的骨组织，几乎被新生骨填满，新生骨量明显比 4 周增加，且未见明显的黑色炎症细胞［图 5-1(c_4)］。这些结果表明 UMAO/PLGA-BR 3.0 具有较好的耐蚀性、抗菌性、骨整合性。

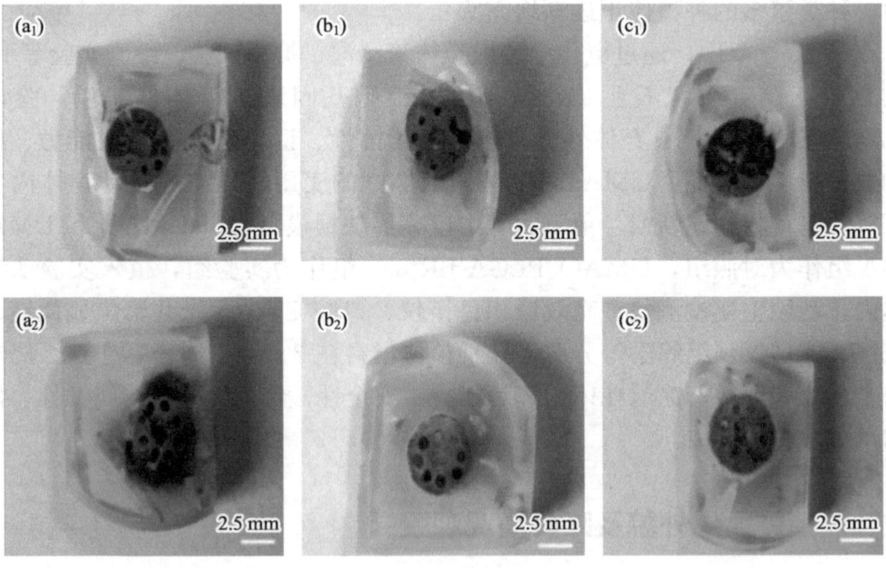

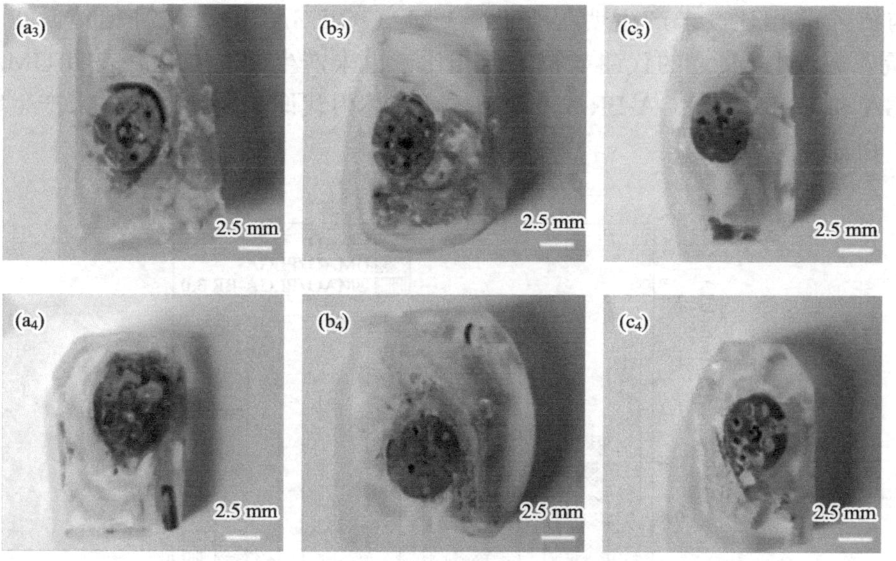

图 5-1 植入不同时间点标本宏观形貌

(a_1)～(a_4) UMAO：2 周，4 周，8 周，12 周；(b_1)～(b_4) UMAO/PLGA：2 周，4 周，8 周，12 周；(c_1)～(c_4) UMAO/PLGA-BR 3.0：2 周，4 周，8 周，12 周

5.3 种植体体内安全评价

5.3.1 血镁及尿镁浓度

图 5-2 为 UMAO、UMAO/PLGA 和 UMAO/PLGA-BR 3.0 三种种植体，在种植不同时期，实验动物血液中镁离子的含量。种植前血液中 Mg^{2+} 浓度为 0.93 mmol/L。UMAO 组动物血液中 Mg^{2+} 代谢数值随着时间增加，且缓慢升高，在 8 周时达到高峰期 1.78 mmol/L，在 12 周基本维持在 1.7 mmol/L 左右。UMAO/PLGA 和 UMAO/PLGA-BR 3.0 组动物血液中 Mg^{2+} 代谢数值随着时间增加变化不大，代谢数值在 0.9～1.6 mmol/L，是 Mg^{2+} 在血液中正常值代谢范围[3]。

图 5-3 为 UMAO、UMAO/PLGA 和 UMAO/PLGA-BR 3.0 三种种植体，在种植不同时期，实验动物尿液中 Mg^{2+} 的含量。种植前测量实验动物尿液中 Mg^{2+} 浓度为 3.62 mmol/L[4]。UMAO 种植体植入 2 周后，尿液中 Mg^{2+} 浓度为 4.50 mmol/L，随着种植时间的延长，尿液中 Mg^{2+} 浓度逐渐增加，当种植 8 周后，尿液中 Mg^{2+} 浓度达到最大 5.81 mmol/L，表明此时 UMAO 涂层已经完全降解，基体开始降解。UMAO/PLGA 种植体，在 2～12 周，尿液中 Mg^{2+} 的代

谢与植入前相比，未产生明显变化。UMAO/PLGA-BR 3.0 种植体，在 2～12 周，尿液中 Mg^{2+} 的代谢与植入前相比，也未产生明显变化。表明 UMAO/PLGA 和 UMAO/PLGA-BR 3.0 种植体，在体内代谢稳定，对机体未产生明显的生物毒性。

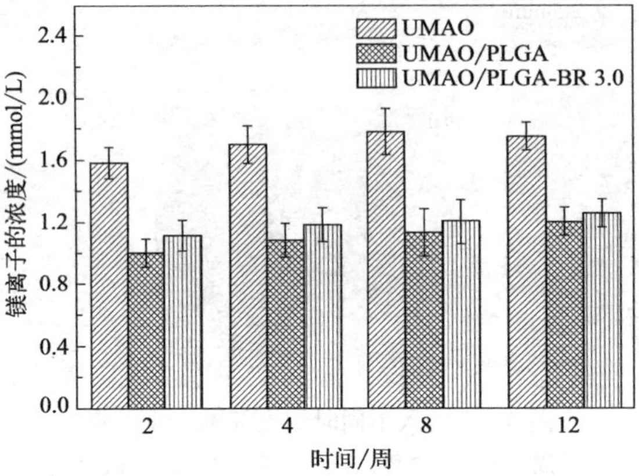

图 5-2　种植期间动物血液中镁离子的浓度

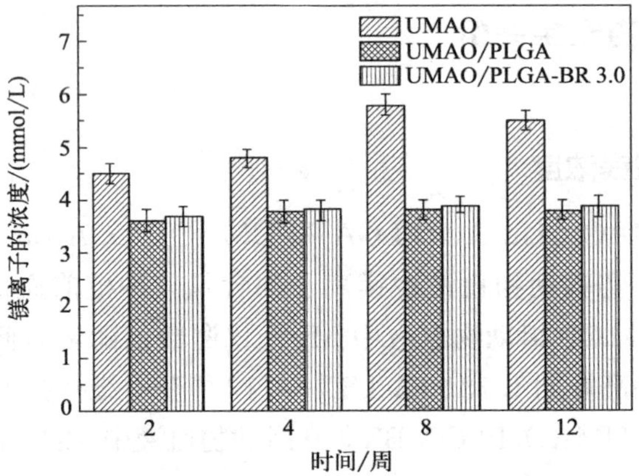

图 5-3　种植期间动物尿液中镁离子的浓度

5.3.2　种植体对心肝肺肾组织学的影响

植入体的生物安全性是制约其在临床应用的关键因素，实验收集 2 周、4 周、8 周、12 周的 UMAO/PLGA-BR 3.0 组实验动物重要器官制作切片。在 400 倍光学显微镜下观察，评估 UMAO/PLGA-BR 3.0 复合体系在体内的安全性。心脏组织不同时间 HE 结果显示：结构完整，横纵纹清晰，未见组织结构改变［图 5-4(a_1)～(a_4)］。肝脏组织不同时间 HE 结果显示：肝细胞排列整齐、肝小叶完整，未见组织结构改变［图 5-4(b_1)～(b_4)］。肾脏组织不同时间 HE 结果显示：细胞完整，肾小管规则，基底部可见完整细胞，未见炎症细胞和组织结构改变［图 5-4(c_1)～(c_4)］。肺组织 2 周、4 周、8 周、12 周的 HE 染色切片显示：肺泡组织结构完整，整齐排列，未见细丝状胶原纤维和炎症细胞浸润［图 5-4(d_1)～(d_4)］。组织 HE 结果显示：各时间点的多个器官均呈现正常的组织形态，证明 UMAO/PLGA-BR 3.0 体系具有良好的组织相容性，对于动物体内重要内脏器官未产生明显的毒副作用，材料的安全性较好。

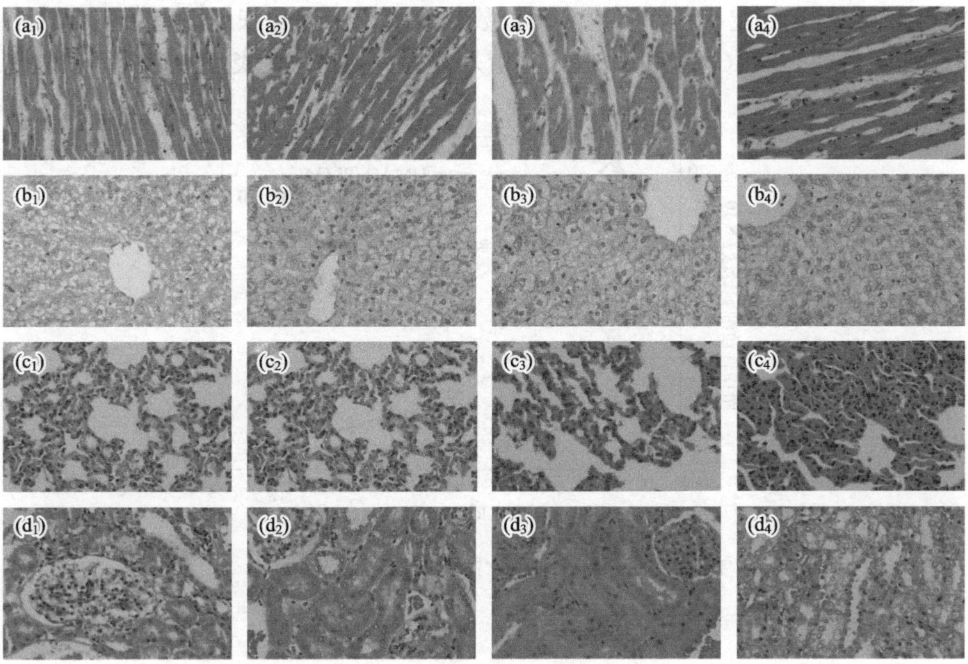

图 5-4　心、肝、肾、肺 HE 染色

(a_1)～(a_4) 心：2 周，4 周，8 周，12 周；(b_1)～(b_4) 肝：2 周，4 周，8 周，12 周；(c_1)～(c_4) 肾：2 周，4 周，8 周，12 周；(d_1)～(d_4) 肺：2 周，4 周，8 周，12 周

5.4 种植体体内抗菌性

种植体植入后，容易产生炎症，判断体内炎症的严重程度，血常规检测是临床最常用的手段之一，血常规中性粒细胞的多少表明体内炎症情况。对 UMAO、UMAO/PLGA 和 UMAO/PLGA-BR 3.0 每组内的实验动物，耳缘静脉采血，进行血常规测定，记录血液中中性粒细胞的变化情况，绘制植入后各组血液中中

性粒细胞计数随时间变化图，见图 5-5。从图中可以看出，在 0 点时，UMAO、UMAO/PLGA 和 UMAO/PLGA-BR 3.0 三组实验动物体内中性粒细胞水平都比较高，这是由造模手术过程中的应激反应和手术过程中的细菌感染导致的。在术后第 1 周，各组的中性粒细胞都显著上升，这也主要是由手术应激反应引起的。在随后几周检测中，三组中性粒细胞均有所下降，说明手术应激反应减退。然而在 9 周后，各组血样中中性粒细胞数均有所下降，但 UMAO 组数值下降缓慢，趋于稳定，且中性粒细胞数显著高于其他两组。UMAO/PLGA 组在 9 周后也趋于稳定，中性粒细胞数介于 UMAO 和 UMAO/PLGA-BR 3.0 之间，证明 PLGA 在体内也有一定抗菌效果。而 UMAO/PLGA-BR 3.0 组在 8 周之后，中性粒细胞数趋于稳定，且在三组内比较数目最少，中性粒细胞数趋于正常水平。可以证明植入 UMAO/PLGA-BR 3.0 植入体后，动物体内炎症与感染得到控制。

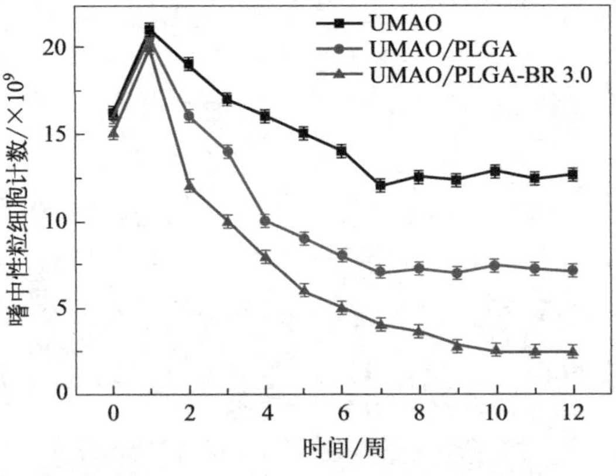

图 5-5　植入后血中性粒细胞计数随时间变化（$n=3$；$x\pm SD$）

5.5　种植体体内药物释放行为

骨损伤愈合需要 3～4 个月的漫长时间。这期间患者需要服用大量的抗菌消炎药，以避免植入体感染。本实验在植入部位构建的种植体能控释药物。实验中采集空白实验动物 2 周和 12 周的静脉血，用于扣除基质效应对待测成分的影响。取 UMAO/PLGA-BR 3.0 组 2、4、8 和 12 周的静脉血和植入体部位的局部血液，比较同一时间全身静脉血和局部血液中的药物浓度差异。将黄连素分子输入液相色谱自带分析软件，与软件中的黄连素分子进行匹配，确认 6 min 时的物质为黄连素药物。空白 2 周和 12 周的静脉血中，在 6 min 出现相应的色谱峰，表明血液中的一些干扰物质存在，对要检测的物质产生基质效应，空白血浆的色谱峰响应值在 1.50×10^5～2.12×10^5 之间，在其他样品检验时，色谱峰响应值在此范围内，可判定无药物分子。2 周、4 周、8 周和 12 周的静脉血的色谱图中，6 min 时的色谱峰响应值分别为 9.43×10^5、5.10×10^5、4.23×10^5、2.10×10^5，响应值与空白血浆在同一数量级，2 周时较高，说明此时间，在静脉血中存在少量的黄连素分子，而在 4 周、8 周、12 周时，响应值与空白组数值接近，表明此时静脉血中无黄连素药物。2 周、4 周、8 周和 12 周的植入体周围局部血的色谱图中，6 min 时的色谱峰响应值分别为 9.83×10^6、6.20×10^6、3.34×10^6、1.49×10^6 响应值比静脉血同一时间高一数量级，表明局部血液中存在大量的黄连素药物分子，这是制备的缓释体系，不断释放黄连素的结果。2 周、4 周、8 周、12 周时，响应值随时间的延长有所降低，这是因为药物释放刚开始有突释，后期平稳释放，释放的药物逐渐被机体代谢导致，但在 12 周时，黄连素药物分子响应值仍保持在 1.49×10^6，表明构建的 UMAO/PLGA-BR 3.0 控释体系，能解决骨损伤长期口服抗菌消炎药物所导致的依从性差、“全身高浓度、局部低浓度”且长期用药对肝肾功能造成损害的困难局面。

5.6 种植体骨愈合口腔 CT 影像学分析

在骨缺损修复过程中，新骨形成的多少可以用来判断愈合情况[5]。植入体周围生成的肉芽组织或者矿化组织使骨密度降低[6]。用口腔 CT 评估植入体在不同植入时间与基体骨之间的生物效应。并通过 CT 图像测量植入体的直径，评估植入体的降解情况。图 5-6 为 CT 不同平面的示意图。

不同时间 UMAO 种植体与骨结合的口腔 CT 图见 5-7。2 周后，直径为 9.6 mm，在种植体周围有黑色密度影像，说明炎症没有消除。从冠状面可以看出，此时处于血肿机化期，未产生骨样组织和新骨。当种植体植入兔下颌骨 4 周后，种植体直径为 9.4 mm，降解较快。从冠状面可以看出，产生溶骨现象。当种植体植入兔下颌骨 8 周后，种植体直径为 9.2 mm。从冠状面可以看出，产生骨样组织，进入骨痂改建初期。当种植体植入兔下颌骨 12 周后，种植体直径为 9.0 mm，可见光亮处的镁基底，从冠状面可见灰色低密度新生骨。UMAO 多孔材料在人体内降解速度非常快，其耐腐蚀性和骨结合率并没有达到很好的程度。虽然经过 UMAO 化表面改性，改善表面耐腐蚀性差的情况，但表面存在孔隙和多孔结构，与体液和组织的接触面积相对变大，体液通过这些孔隙不断接触到基体，所以需要进一步处理，以增强其耐腐蚀性。

UMAO/PLGA 种植体 2 周、4 周、8 周、12 周与骨结合的 CBCT 形貌图如图 5-8 所示。在植入兔下颌骨 2 周后，种植体直径为 9.8 mm，从冠状面可以看出黑色炎症较少，产生少量骨样组织和新骨，进入骨痂改建初期。当种植体植入兔下颌骨 4 周后，种植体直径为 9.7 mm，处于骨痂形成期并且周围有大量气体

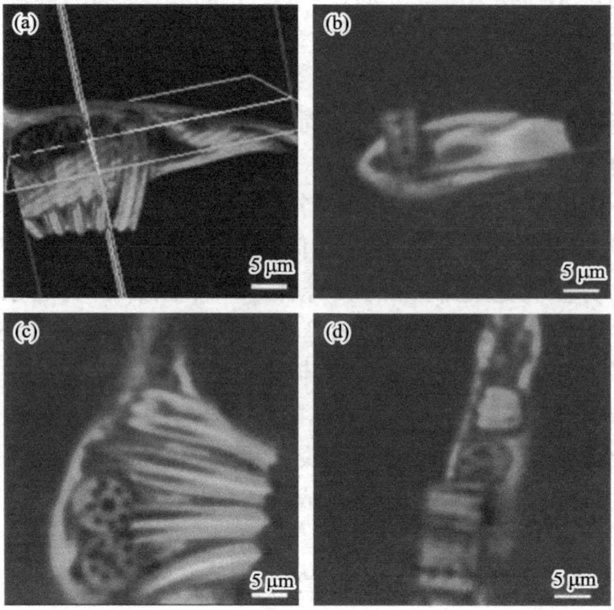

图 5-6　种植体植入后口腔 CT 图

（a）3D 形貌；（b）冠状面；（c）横断面；（d）矢状面

产生。当植入下颌骨 8 周后，种植体直径为 9.6 mm，植入体整体未产生裂纹或断裂现象，但可见种植体边界有轻微溶解，边缘变得模糊，说明有少量新骨长成，已经进入骨痂塑形期，可以看到形成的环状骨痂。在植入兔下颌骨 12 周后，种植体直径为 9.8 mm，与 8 周相比，可以看到形成的环状骨痂的骨量增多。经过了 UMAO/PLGA 处理的种植体与只经过 UMAO 处理的植入体相比，其耐腐蚀性有了明显的提高。UMAO 处理后仍然存在的空隙可以被 PLGA 微粒填充，空隙减少，提高耐腐蚀性，在人体内 PLGA 经酯键断裂后分解为乳酸和羟基乙酸，伴随着 PLGA 的降解，基底微孔暴露，为体内腐蚀物质提供通道，加速腐蚀。

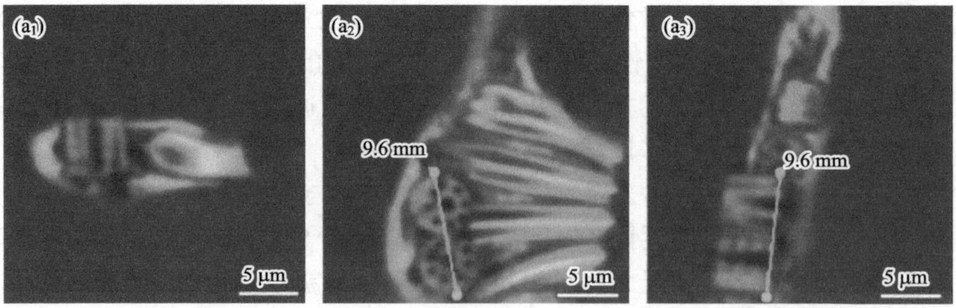

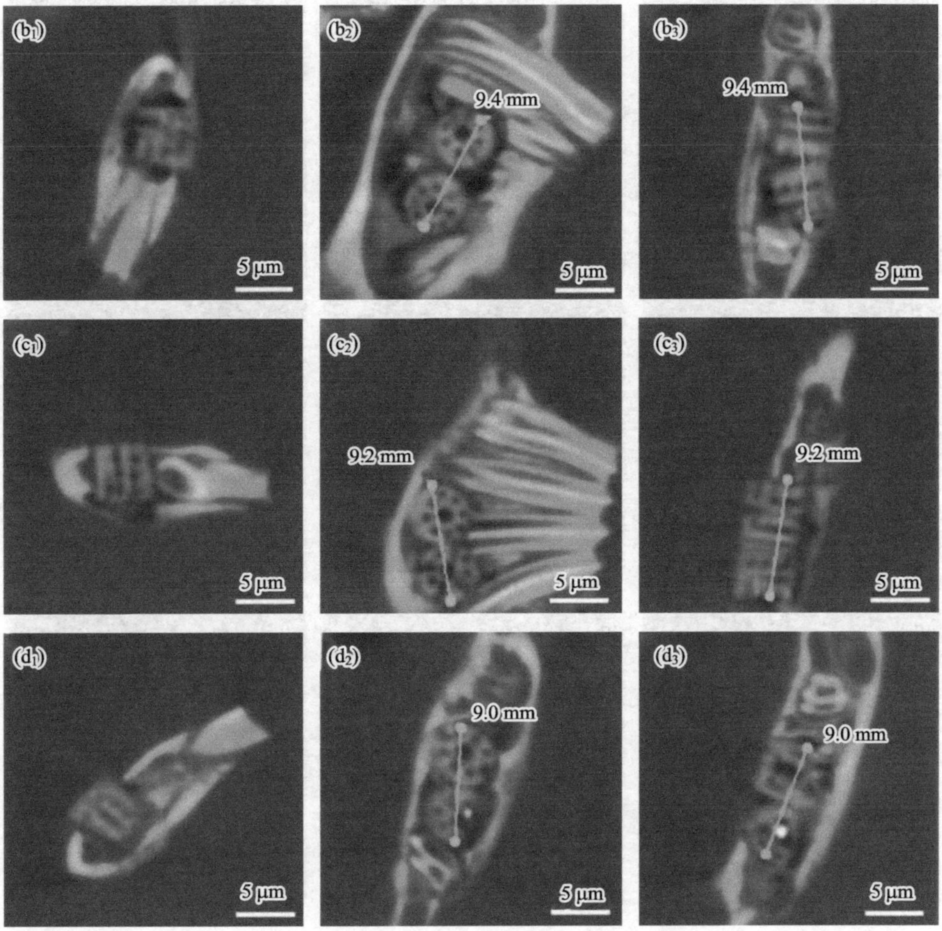

图 5-7 UMAO 种植体植入后 CT 图

(a_1)～(a_3) 2 周；(b_1)～(b_3) 4 周；(c_1)～(c_3) 8 周；(d_1)～(d_3) 12 周

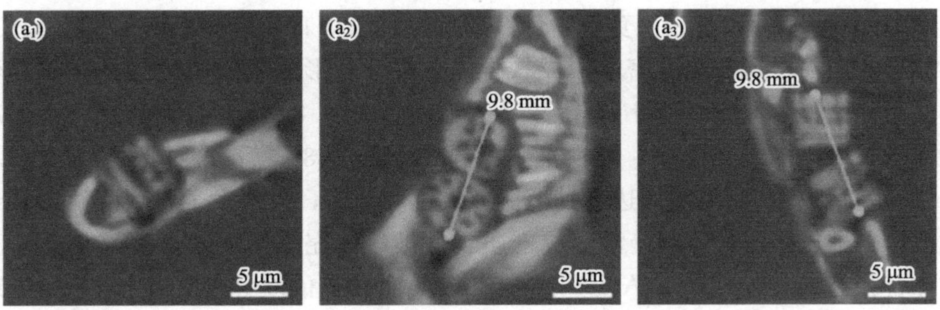

图 5-8

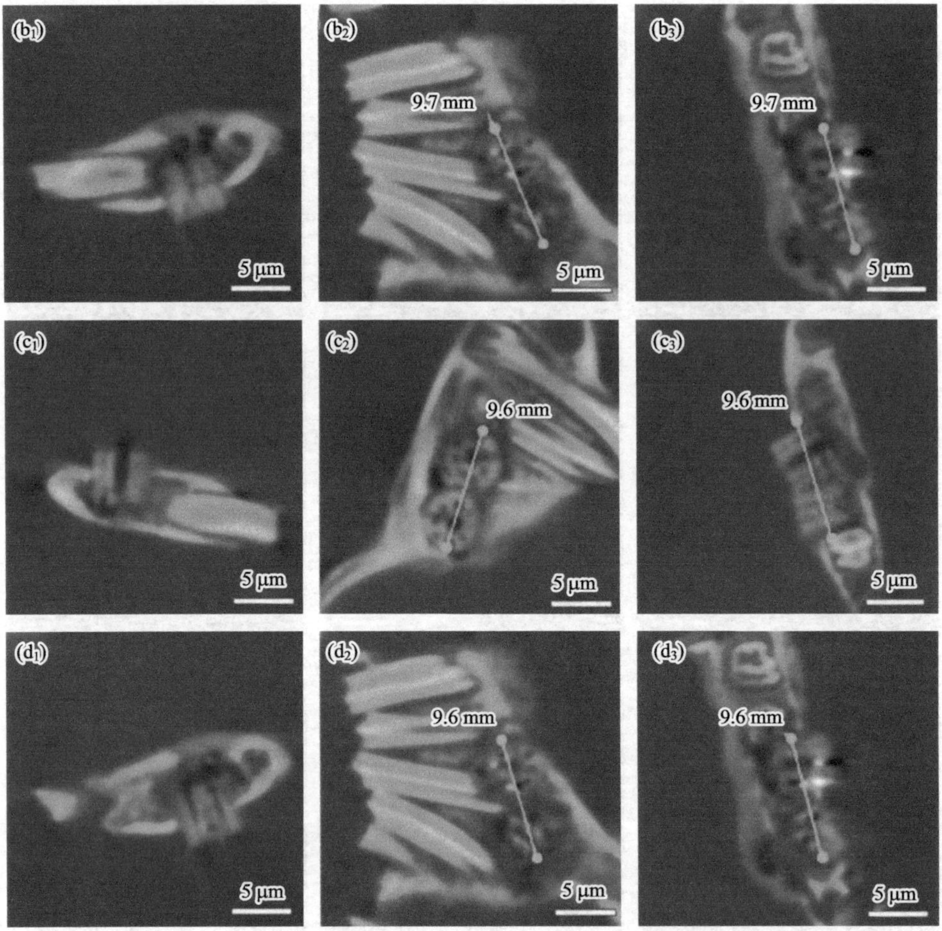

图 5-8 UMAO/PLGA 种植体植入后 CBCT 形貌图

(a_1)～(a_3) 2 周；(b_1)～(b_3) 4 周；(c_1)～(c_3) 8 周；(d_1)～(d_3) 12 周

UMAO/PLGA-BR 3.0 种植体 2 周、4 周、8 周、12 周与骨结合的 CBCT 形貌图如图 5-9 所示。在植入兔下颌骨 2 周后，种植体直径为 9.9 mm，已经进入骨痂形成期并看到断端骨密质形成软骨内化骨，且形成软骨内化骨量多于其他组。当种植体植入兔下颌骨 4 周后，种植体直径为 9.8 mm，降解减缓，且形成的大量骨小梁多于其他组。当种植体植入兔下颌骨 8 周后，种植体直径为 9.7 mm，炎症消失，骨组织周边与种植体形成过渡地带，表明发生材料降解，并形成微量岛样成骨区，骨痂慢慢变成密质骨并被气体充填形成软骨。12 周后，种植体直径为 9.7 mm，UMAO/PLGA-BR 3.0 种植体的降解速度相比前两种处理方法大大降低，PLGA 负载黄连素填充了多孔材料与 UMAO 产生的空隙。通过扫描电镜观察涂层表面形态，植入物表面的微孔被 PLGA 负载黄连素微粒填充，呈致密平滑状，可以降低体液中的腐蚀物质进入基体的概率。

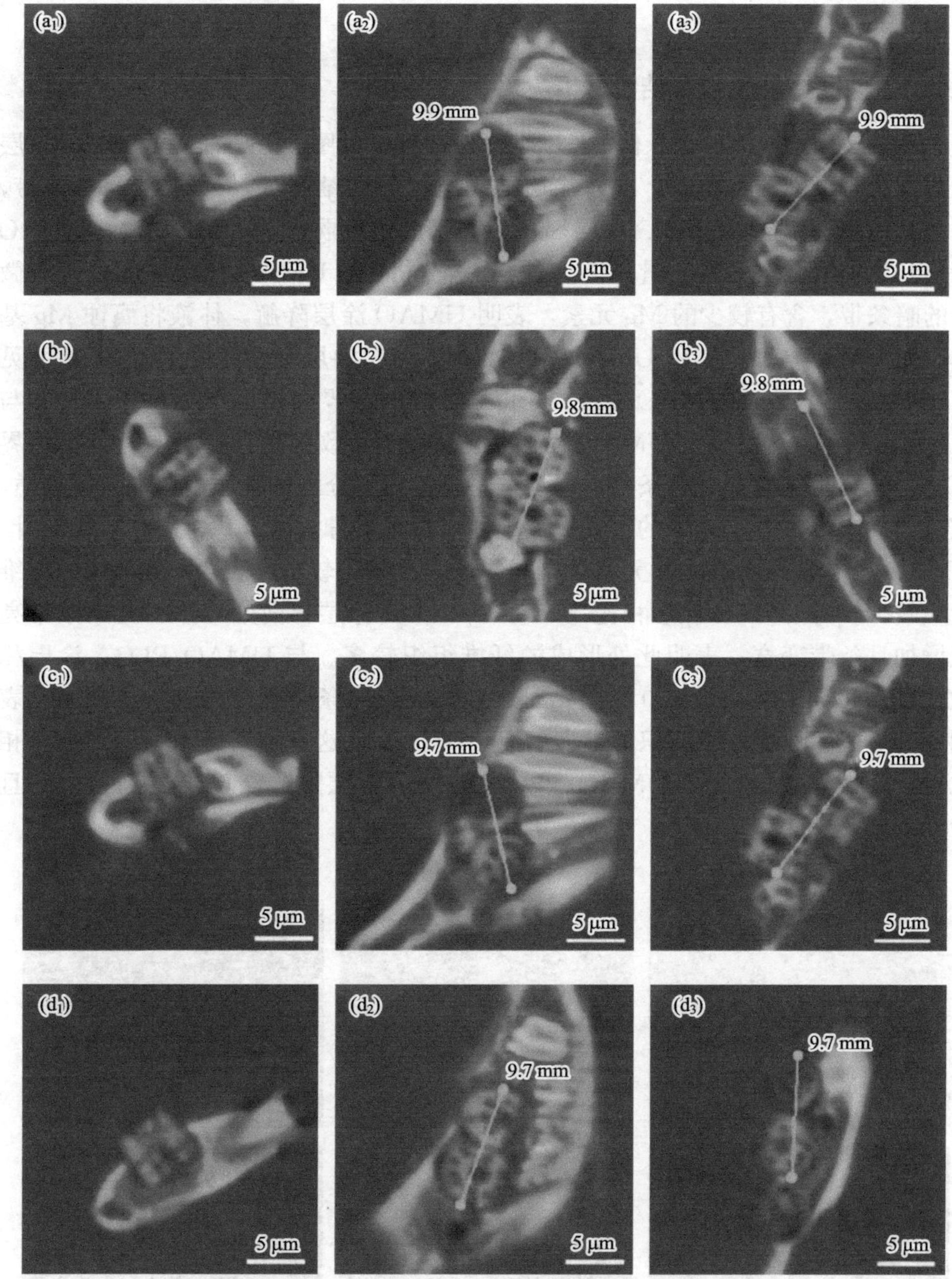

图 5-9　UMAO/PLGA-BR 3.0 种植体植入后 CBCT 形貌图

(a_1)～(a_3) 2 周；(b_1)～(b_3) 4 周；(c_1)～(c_3) 8 周；(d_1)～(d_3) 12 周

5.7 种植体与骨界面的形貌及元素分析

5.7.1 种植体外周与骨结合分析

种植 2 周不同涂层植入体的 SEM 和元素分析见图 5-10。Si 是 UMAO 涂层中的代表元素，在 2 周时，在各涂层与骨组织界面结合处，都有 Si 元素条带，但与其他两组相比，UMAO 涂层 Si 元素条带颜色较弱，说明在 2 周时，UMAO 涂层开始降解，Si 元素含量降低。Mg 元素分析中，UMAO 涂层界面处仅有微弱的暗条带，含有较少的 Mg 元素，表明 UMAO 涂层降解，体液将腐蚀 Mg 基体。而 UMAO/PLGA 和 UMAO/PLGA-BR 3.0 涂层在界面处，仍清晰可见 Mg 元素条带，表明 UMAO 涂层尚未降解。同时在界面处 O 元素的条带变化与 Mg 元素一致，这主要是 UMAO 涂层中的 MgO 所致。同时在涂层与骨组织界面结合处有明显的 Ca、P 条带，这是早期成骨细胞分泌的胶原蛋白和其他物质，促进形成纤维，为 Ca、P 的富集提供条件，利于类骨盐的沉积，进而形成新骨。UMAO 涂层界面处 Ca、P 元素条带亮度较弱且条带较窄，表明此处形成的纤维组织较少。与 UMAO 涂层相比，UMAO/PLGA 涂层界面处 Ca、P 元素条带亮度增加且条带变宽，表明此处形成的纤维组织较多。与 UMAO/PLGA 涂层相比，UMAO/PLGA-BR 3.0 涂层界面处 Ca、P 元素条带亮度增加且更紧密，表明此处形成的纤维组织沉积了更多的 Ca、P 元素，这有利于骨组织的形成。相比较，UMAO/PLGA 和 UMAO/PLGA-BR 3.0 涂层降解较 UMAO 涂层弱，且活性较好。

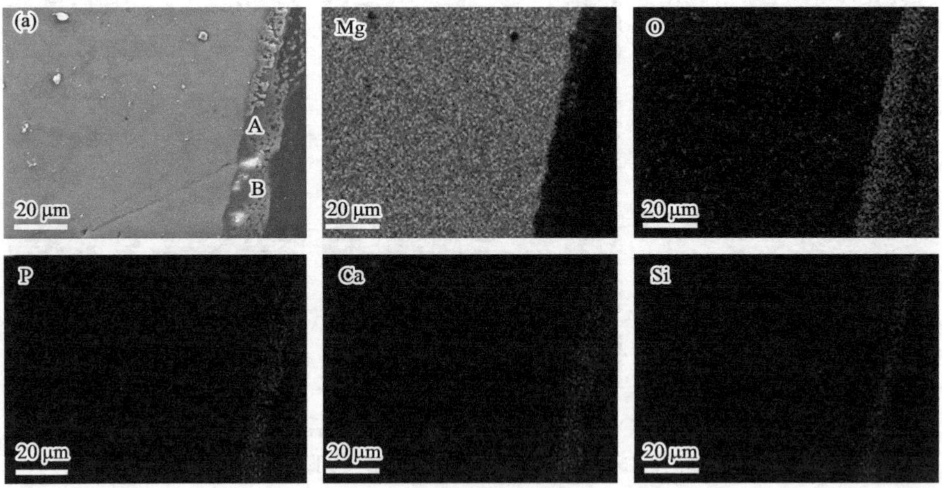

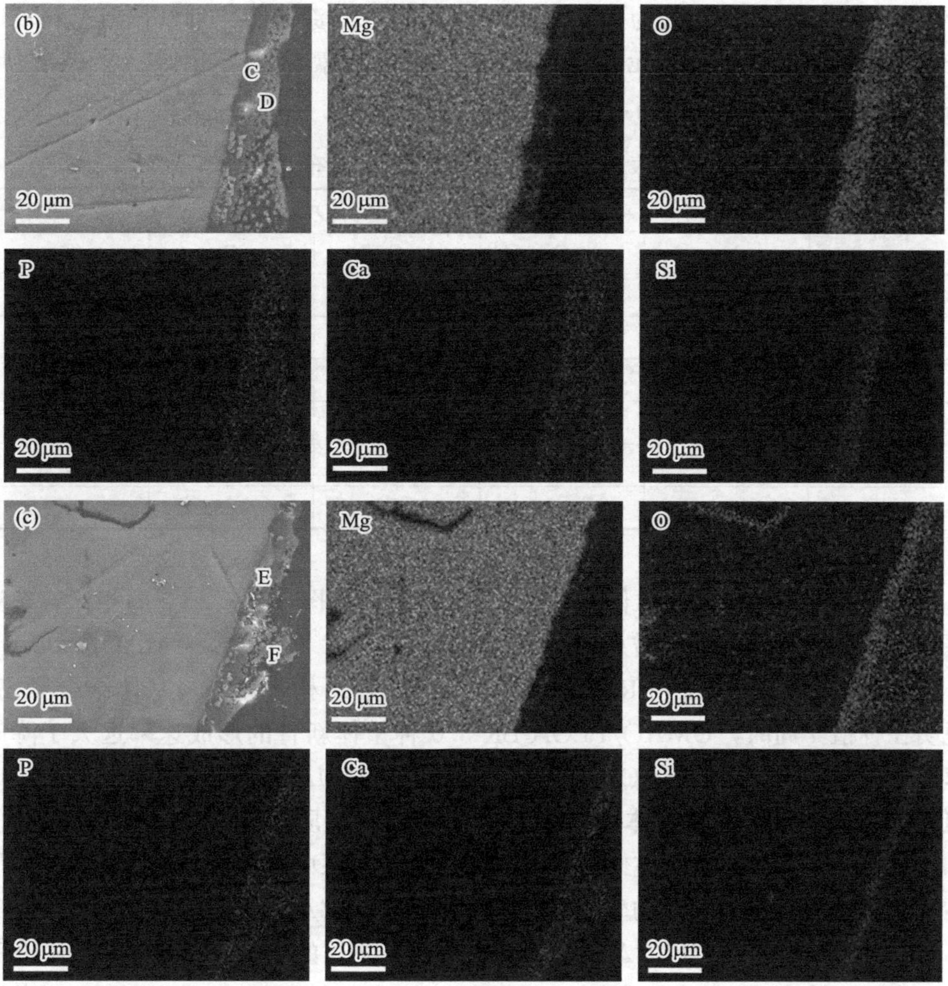

图 5-10　UMAO/PLGA-BR 3.0 种植体植入后 SEM 和元素分析图

(a) 2 周；(b) 4 周；(c) 8 周

为评定各涂层纤维组织成熟度，用能谱分析成分测定不同部位元素分布，表 5-1 为涂层种植体不同位置的元素分布。A 处为距离 UMAO 种植体较近处的组织，元素含量为 Mg 18.2%（原子分数，下同），O 46.7%，C 23.6%，Ca 3.9%，P 6.4%，Mg 和 O 含量较高，但是 Ca 和 P 含量较低，说明此位置种植体开始降解，不利于 Ca 和 P 元素沉积。B 处元素含量为 Mg 9.5%，O 28.6%，C 30.54%，Ca 20.2%，P 11.22%，与 A 处相比，B 处位置 Mg 含量降低，Ca 和 P 元素含量增加，说明该区域沉积更多的 Ca 和 P，为新生骨组织提供条件。C 和 D 处为 UMAO/PLGA 涂层距离种植体较近和较远处的骨组织，这两处各元素值比较接近，表明纤维组织骨成熟度相似，正在富集 Ca 和 P 元素，为生成骨组织作准备。E 和 F 处为 UMAO/PLGA-BR 3.0 涂层距离种植体较近和较远处的骨组织，E、C、D 处元素含量相似。F 处 C 元素含量降低，Ca 含量明显增高，表明此处矿化程度较高，有新生骨生成。

表 5-1　2 周不同种植体元素分布

位置	元素含量(原子分数)/%				
	Mg	O	C	P	Ca
A	18.2	46.7	23.6	6.4	3.9
B	9.5	28.6	30.5	11.2	20.2
C	6.5	36.5	20.2	11.3	22.9
D	6.0	37.6	18.3	12.3	25.3
E	5.7	38.8	21.8	21.8	22.4
F	3.5	39.4	14.8	7.5	31.9

种植 4 周不同涂层植入体的 SEM 和元素分析见图 5-11。与 2 周相比，各涂层周围新生成物质的宽度增加，其中 UMAO/PLGA-BR 3.0＞UMAO/PLGA＞UMAO。UMAO/PLGA-BR 3.0 种植体周边的骨结构规则、与基体结合紧密。说明在种植 4 周时，UMAO/PLGA-BR 3.0 种植体新骨的形成速率远大于降解速率。比较各涂层中 Mg、O、C 元素分布情况，UMAO 涂层主要分布在新生成组织部位，表明这种种植体主要在界面处生成新物质；UMAO/PLGA-BR 3.0 和 UMAO/PLGA 分布得整体相对均匀，在整个体系中均存在，表明这两种涂层在整体上同步促进新物质的生成。其中 UMAO/PLGA-BR 3.0 涂层中，整体 O、C 元素分布较 UMAO/PLGA 多，表明更有利于物质的生成。比较各涂层中 P 和 Ca 元素条带亮度，UMAO/PLGA-BR 3.0＞UMAO/PLGA＞UMAO，表明 UMAO/PLGA-BR 3.0 更有利于这两种元素的沉积，更利于新骨生成。

为评定各涂层组织成熟度，用能谱分析各部分元素，结果见表 5-2。A 处为距离 UMAO 种植体较远处的组织，Mg、O 元素含量较高，Ca 和 P 元素含量均较低，说明此位置镁基体发生降解，产生腐蚀产物，正在向骨组织转化。与 A 处相比，较远处的 B、C 处 Ca 和 P 元素含量升高，逐渐富集沉积成骨。与 UMAO 相比，UMAO/PLGA 涂层附近的组织，Mg 元素含量下降，Ca 和 P 元素含量升高，表明此处正在生成新骨。D 处与 C 处相比，Mg 元素降低，表明临近种植体附近降解较快，远处降解较慢，Ca 和 P 元素含量继续升高，表明有新生骨生成。UMAO/PLGA-BR 3.0 种植体附近及远处的 Ca 和 P 元素都比 UMAO/PLGA 种植体高，表明骨的成熟度较好，比较 E 和 F 处的元素含量相差不大，表明此处骨组织趋于成熟骨，达到稳定值。

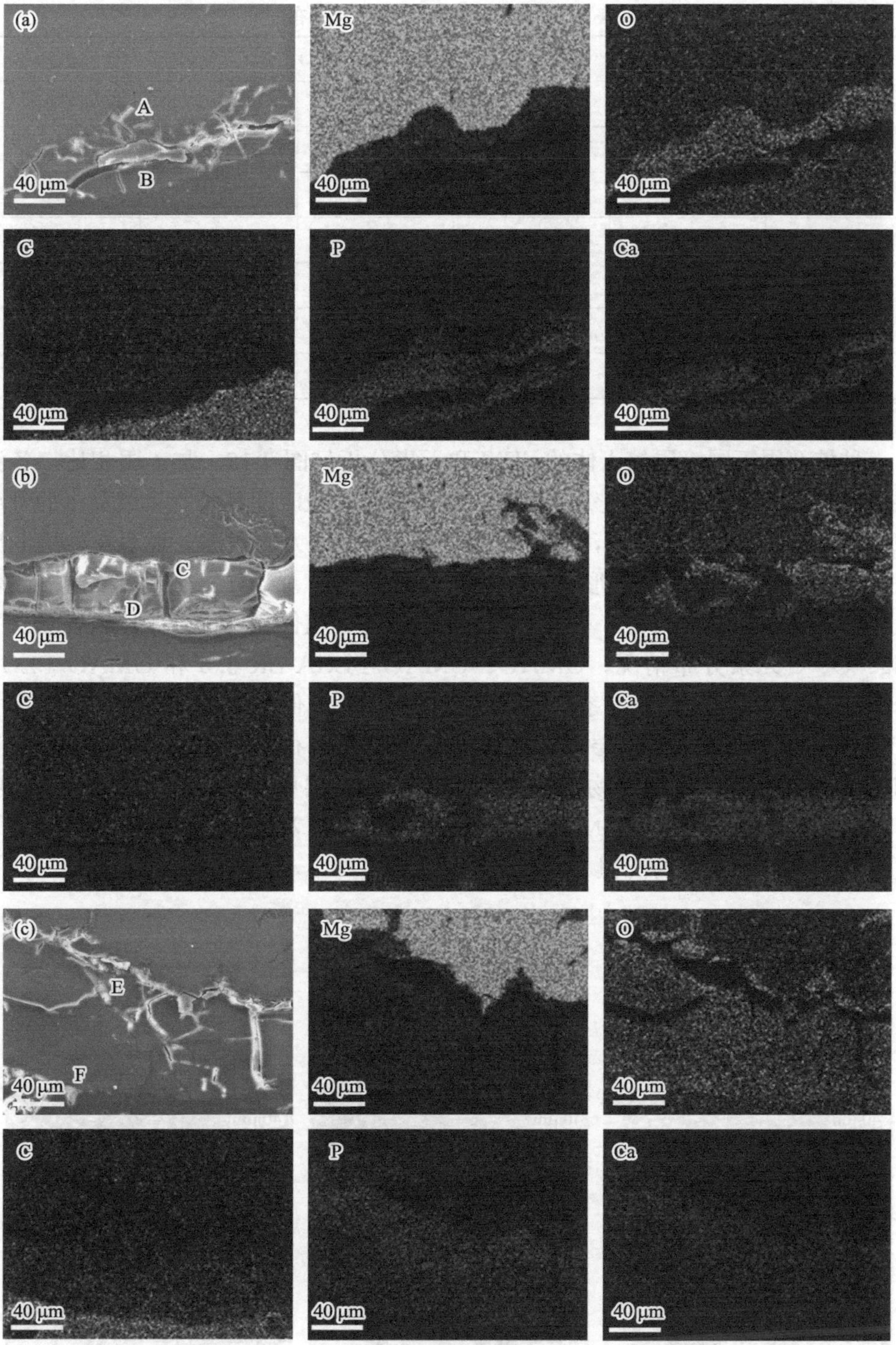

图 5-11　4 周不同种植体与骨能谱面扫描分析

(a) UMAO；(b) UMAO/PLGA；(c) UMAO/PLGA-BR 3.0

表 5-2 4 周不同种植体元素分布

位置	元素含量(原子分数)/%				
	Mg	O	C	P	Ca
A	32.2	43.3	10.8	2.4	1.5
B	38.1	25.1	15.4	5.6	10.3
C	14.8	42.5	12.2	12.6	16.2
D	9.8	35.4	12.4	16.9	23.5
E	8.9	36.3	17.8	12.4	24.4
F	9.2	35.0	15.7	11.5	25.4

种植 8 周不同涂层植入体的 SEM 和元素分析见图 5-12。与 4 周相比，各涂层周围新生成物质的宽度进一步增加，表明随着种植时间延长，生成更多的骨组织。在 UMAO 种植体周边，新生成骨与基体间有较大的空隙。说明在种植 8 周时，UMAO 种植体新骨的形成速率远小于降解速率。UMAO/PLGA 种植体发生局部降解，降解不均匀，不规则的新生组织与种植体相互嵌合。比较各涂层中 Mg、O、C 元素分布情况，UMAO、UMAO/PLGA-BR 3.0 和 UMAO/PLGA 分布相对均匀，在整个体系中均存在，表明同步促进新物质的生成。其中 UMAO/PLGA-BR 3.0 涂层中，整体 O、C 元素分布的较 UMAO 和 UMAO/PLGA 多，表明更有利于物质的生成。比较各涂层中 P 和 Ca 元素条带亮度，UMAO/PLGA-BR 3.0＞UMAO/PLGA＞UMAO，表明 UMAO/PLGA-BR 3.0 更有利于这两种元素的沉积，更利于新骨生成。

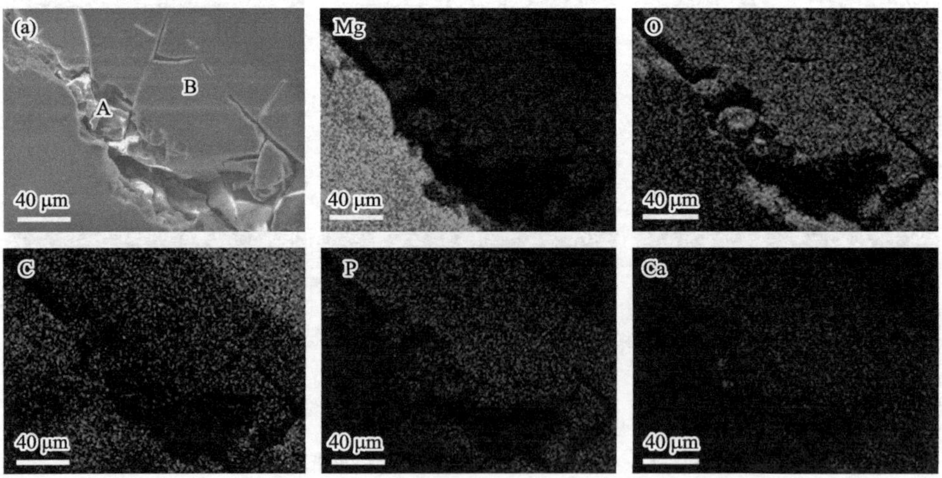

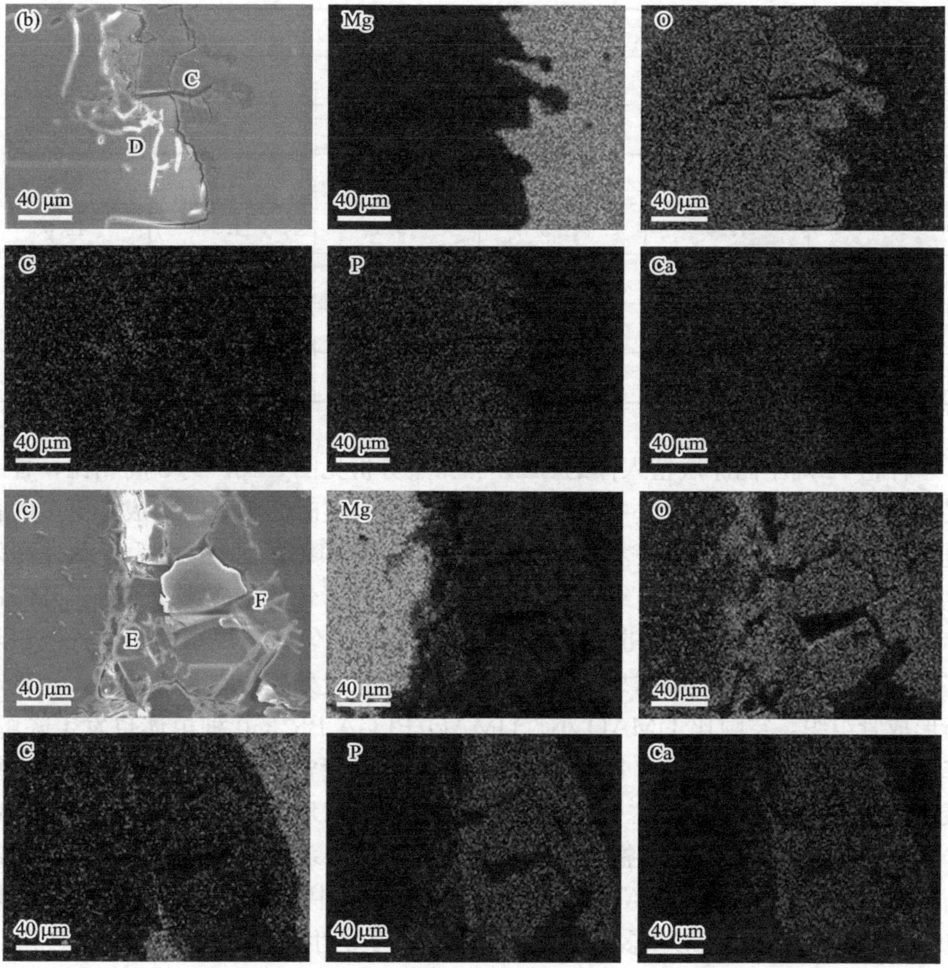

图 5-12　8 周不同种植体与骨能谱面扫描分析

(a) UMAO；(b) UMAO/PLGA；(c) UMAO/PLGA-BR 3.0

为评定 8 周时各涂层组织的成熟度，用能谱分析各部分元素，结果见表 5-3。A 处为距离 UMAO 种植体较近处的组织，其中 Mg 元素含量较高，Ca 和 P 元素含量均较低，说明此位置镁基体发生降解，产生腐蚀产物，正在向骨组织转化。与 A 处相比，较远处的 B、C 处 Ca 和 P 元素含量升高，富集沉积成骨。UMAO/PLGA 涂层远处组织与近处组织相比，Mg 元素含量下降，Ca 和 P 元素含量升高，表明远处生成新骨，近处正在生成新骨。UMAO/PLGA-BR 3.0 种植体附近及远处的各元素含量比较接近，表明骨的成熟度较好，趋于成熟骨，达到稳定值。

表 5-3　8 周不同种植体元素分布

位置	元素含量(原子分数)/%				
	Mg	O	C	P	Ca
A	28.6	49.1	11.7	3.9	6.1
B	14.6	38.6	12.2	13.5	18.9
C	17.0	41.8	15.6	11.9	12.0
D	8.8	34.5	13.4	16.9	24.5
E	13.5	34.1	11.1	14.5	25.8
F	12.4	35.1	11.2	14.0	27.4

种植 12 周不同涂层植入体的 SEM 和元素分析见图 5-13。与 8 周相比，各涂层周围新生成物质的宽度进一步增加，表明随着种植时间延长，生成了更多的骨组织。在 UMAO 种植体周边，新生成骨与基体间空隙增加，这是由于基体镁发生降解过快，对周围的骨组织产生溶骨现象，另外新骨的生成速度远小于降解速率。UMAO/PLGA 种植体也发生降解，但降解不均匀，不规则的新生骨组织与基体相互嵌合，从面扫描结果显示种植降解原始位置处生成类骨样组织，而且逐渐形成骨组织，空隙比 UMAO 小。UMAO/PLGA-BR 3.0 种植体也发生降解，降解相对均匀，规则的新生骨组织与基体相互嵌合紧密，逐渐形成骨组织，空隙最小。比较各涂层中 Mg、O、C 元素分布情况：UMAO、UMAO/PLGA-BR 3.0 和 UMAO/PLGA 分布整体相对均匀，在整个体系中均存在，表明同步促进新物质的生成。其中 UMAO/PLGA-BR 3.0 涂层中，整体 O、C 元素分布较 UMAO 和 UMAO/PLGA 多，表明更有利于物质的生成。比较各涂层中 P 和 Ca 元素条带亮度，UMAO/PLGA-BR 3.0 > UMAO/PLGA > UMAO，表明 UMAO/PLGA-BR 3.0 更有利于这两种元素的沉积，更利于新骨生成。

为评定 12 周时各种植体周围组织的成熟度，用能谱分析各部分元素，结果见表 5-4。A 处为 UMAO 距离种植体较近处的组织，其中 Mg 元素含量较高，Ca 和 P 元素含量均较低，说明此位置镁基体发生降解，产生腐蚀产物，正在向骨组织转化。与 A 处相比，较远处的 B、C 处 Ca 和 P 元素含量升高，富集沉积成骨。UMAO/PLGA 涂层 C 与 D 处的组织相比，各元素含量比较接近，表明骨的成熟度较好，趋于成熟骨，达到稳定值。UMAO/PLGA-BR 3.0 种植体 E 及 F 处的各元素含量比较，Mg 元素含量相近，表明基体降解的镁在涂层表面均匀分布。而 F 处 Ca 和 P 元素含量升高，表明此处生成的骨矿化为成熟的骨组织。

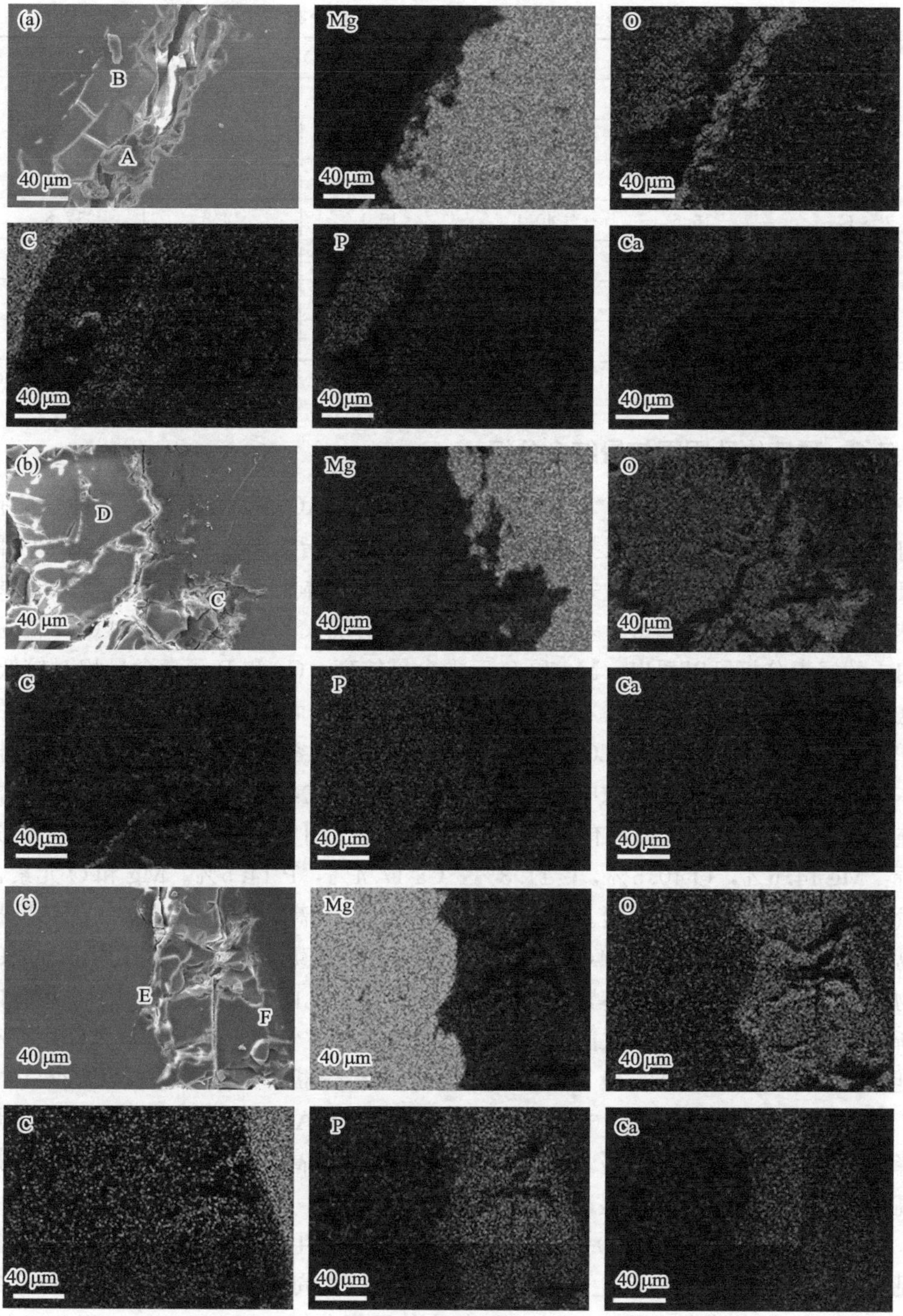

图 5-13　12 周不同种植体与骨能谱面扫描分析

(a) UMAO；(b) UMAO/PLGA；(c) UMAO/PLGA-BR 3.0

表 5-4　12 周不同种植体元素分布

位置	元素含量(原子分数)/%				
	Mg	O	C	P	Ca
A	22.8	50.5	10.6	2.9	1.8
B	16.2	39.2	15.1	10.9	15.7
C	16.5	40.1	10.1	14.5	17.8
D	14.6	40.5	11.3	14.5	17.4
E	15.2	40.4	11.2	12.4	18.6
F	14.2	15.2	10.8	23.1	36.7

5.7.2　种植体孔周围与骨结合分析

种植 8 周后，UMAO、UMAO/PLGA 和 UMAO/PLGA-BR 3.0 种植体孔内骨生长情况及相应峰元素扫描见图 5-14，箭头所指为新生成物质。UMAO 种植体孔周围矿化物质较少，并且新生成的物质与基体结合较差，出现较大缝隙，排斥反应和感染现象严重。基体镁降解较快，出现大的孔洞［图 5-14(a_1)］。从相应的元素分析可以看出，Mg 和 O 元素含量较高，Ca 和 P 元素含量相对较低，这是由于种植体降解较快，生成相应的氧化物，而新生骨生成较少导致的［图 5-14(a_2)］。UMAO/PLGA 新生骨与基体结合紧密，呈不规则嵌合。对种植体进行切分，可见中间孔隙中有少量的骨样物质生成，利于与新生成的骨组织相连，与 UMAO 组相比，具有较好的生物相容性［图 5-14(b_1)］。相应的元素分析：Mg 14.6%，O 40.5%，C 11.3%，Ca 17.4%，P 14.5%。Mg 和 O 元素含量降低，表明基体降解缓慢。C、Ca、P 元素含量升高，表明生成骨的成熟度提高、矿化能力提升［图 5-14(b_2)］。UMAO/PLGA-BR 3.0 种植体孔周围生成的物质宽度最大，并且与基体紧密嵌合，均匀生长。孔内生成大量的组织，将孔内新生骨层与孔周新生骨层之间结缔相连。对促进新生骨质形成起到较大作用并有良好生物相容性［图 5-14(a_1)］。相应的元素分析：Mg 1.8%，O 37.1%，C 14.7%，Ca 27.8%，P 16.9%。与 UMAO/PLGA 相比，Mg 和 O 元素含量降低，表明该基体降解缓慢。C、Ca、P 元素含量升高，表明生成骨的成熟度提高、矿化能力提升，同时促进新生骨的形成。

UMAO/PLGA-BR 3.0 种植体不同时间孔内骨生长情况及相应峰元素扫描见图 5-15，箭头所指为新生成的物质。2 周时，孔周围生成均匀致密的骨样物质，与基体紧密结合［图 5-15(a_1)］。相应的元素分析，Mg 18.0%，O 40.1%，C 26.5%，Ca 5.3%，P 8.4%。此时，Mg、O 和 C 元素含量较高，说明新生成的骨样产物正转化为骨组织。4 周时，孔周的骨样物质变宽，与基体嵌合紧密

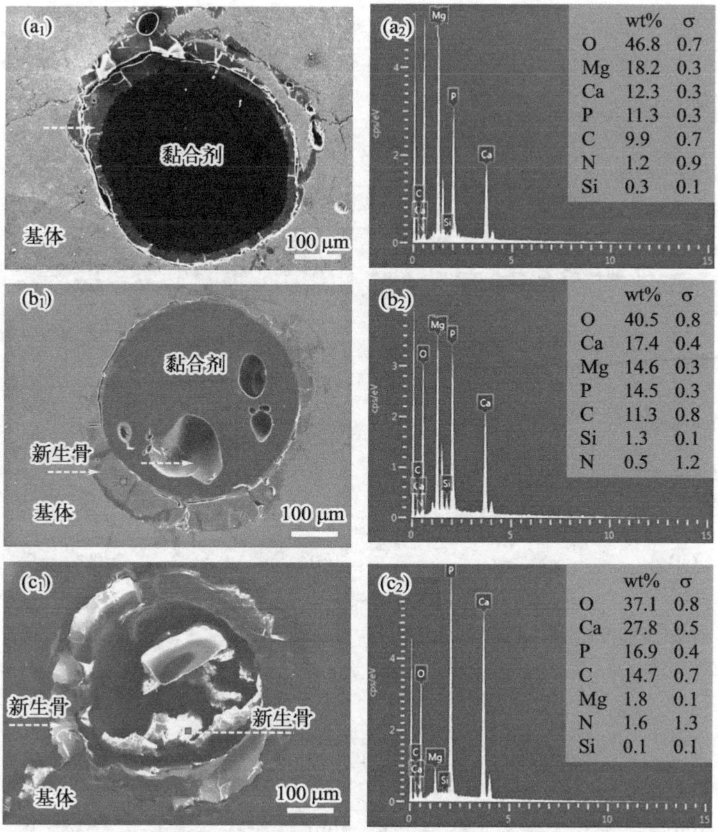

图 5-14　8 周不同种植体孔周围与骨结合界面处能谱分析

(a_1)，(a_2) UMAO；(b_1)，(b_2) UMAO/PLGA；(c_1)，(c_2) UMAO/PLGA-BR 3.0

[图 5-15(b_1)]。相应的元素分析，Mg 6.7%，O 33.3%，C 19.1%，Ca 22.9%，P 16.2%。此时，Mg、O 元素含量降低，Ca 和 P 元素含量升高，说明新生成的骨样产物已转化为新生骨组织，即新生骨。8 周时，新生骨组织的宽度继续增加，并与基体紧密结合 [图 5-15(c_1)]。相应的元素分析，Mg 6.5%，O 28.6%，C 22.9%，Ca 27.2%，P 13.2%。与 4 周时相比，O 元素含量下降，C 元素含量升高，Ca/P 增加。这表明此时的骨是成熟度较高的骨组织。12 周时，新生骨组织的宽度继续增加，并有部分与基体发生融合 [图 5-15(c_1)]，表明此时不仅种植体周围促进形成新生骨，种植体本身也不断矿化，与新生成的物质紧密结合，表现出良好的生物相容性。相应的元素分析，Mg 4.4%，O 10.2%，C 4.8%，Ca 56.7%，P 23.1%。此时，Mg、O、C 元素含量最低，Ca 和 P 元素含量最高，说明已经形成稳定的老骨，其他部位继续再生骨，最后逐渐形成结构完整稳定的骨组织。

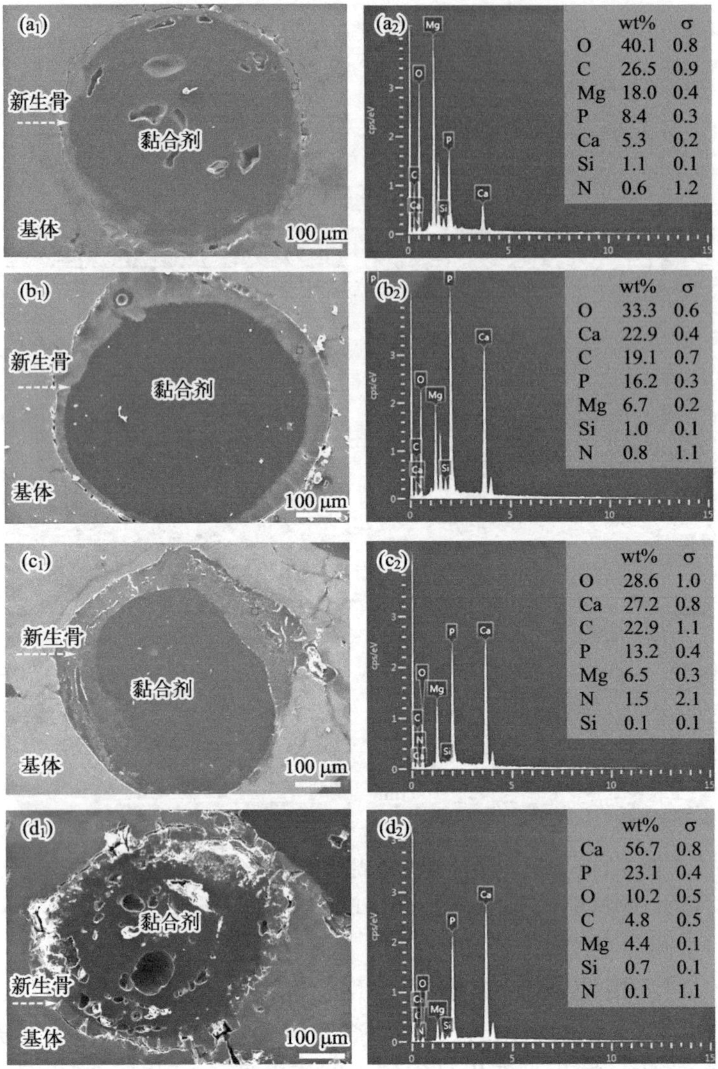

图 5-15 不同时期种植体孔周围与骨结合界面处能谱分析

(a_1)，(a_2) 2 周；(b_1)，(b_2) 4 周；(c_1)，(c_2) 8 周；(d_1)，(d_2) 12 周

5.8 种植体与骨结合的病理学分析

5.8.1 种植体 HE 分析

为进一步验证种植体在体内的抗菌和成骨效果，对各种种植体进行病理切片显微观察。UMAO 种植体不同时间 HE 结果见图 5-16。图 5-16（a_2），（b_2），

(c_2)，(d_2) 是黑框区域的放大形貌，图 5-16(a_3)，(b_3)，(c_3)，(d_3) 是种植体内部孔隙的放大形貌。2 周时，UMAO 种植体界面处和组织之间出现疏松、不连续、不均匀的纤维结缔组织，孔内形成少量血样组织［图 5-16(a_1)，(a_2)，(a_3)］。4 周时，种植体界面处和组织之间结缔组织增宽，但仍不均匀生长［图 5-16(b_1)］。形成较多的骨陷窝，但同时存在大量的炎症细胞，见图 5-16(b_2) 中箭头所指。在孔内形成的组织增多，并可见骨细胞逐渐沉入其中［图 5-16(b_3)］。8 周时，种植体界面处和组织之间结缔组织钙化，形成少量的新生骨［图 5-16(c_1)］。但在新生骨内仍可见炎症细胞侵袭，腐蚀骨基质［图 5-16(c_2)］。在孔内形成的组织有所减少，分析原因是基体降解过快，对组织产生毒性，不利于组织生长［图 5-16(c_3)］。12 周时，种植体界面处和组织之间结缔组织增宽并钙化，形成新生骨［图 5-16(d_1)］。但在新生骨内仍可见炎症细胞侵袭［图 5-16(d_2)］。在孔内形成的组织增加，外围部分组织钙化，正逐渐形成骨化中心，但未见明显骨样物质生成［图 5-16(d_3)］。

UMAO/PLGA 种植体不同时间 HE 结果见图 5-17。2 周时，UMAO/PLGA 种植体界面处和组织之间形成一层较厚的纤维结缔组织层，与基体结合紧密［图 5-17(a_1)］。但观察外侧，仍可见炎症细胞［图 5-17(a_2)］。与 UMAO 相比，

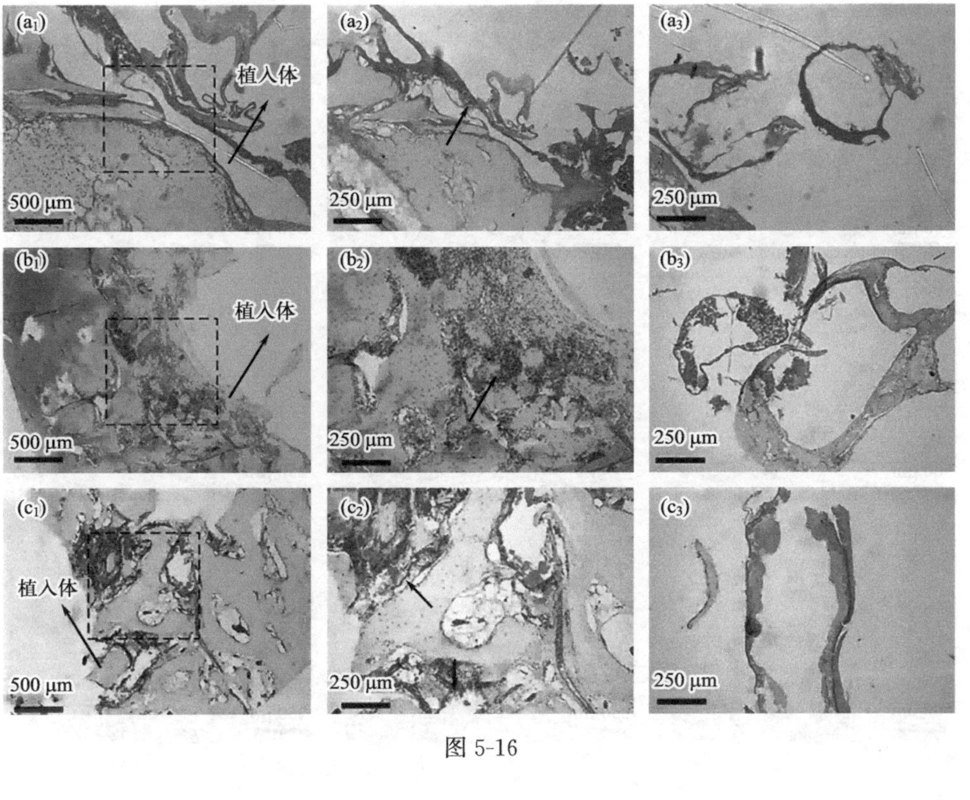

图 5-16

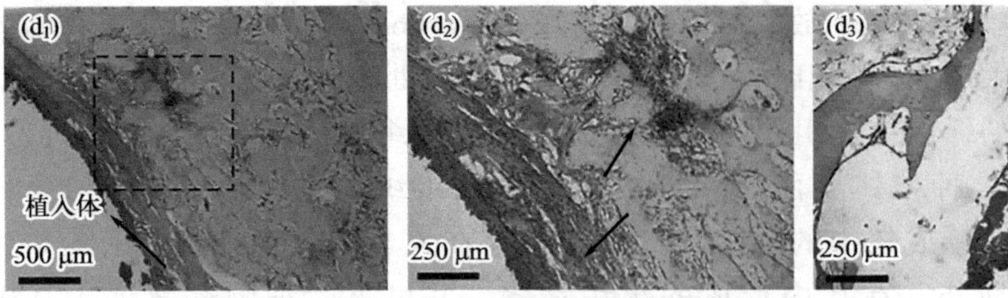

图 5-16　UMAO 植入后 HE 图

(a_1)～(a_3) 2 周；(b_1)～(b_3) 4 周；(c_1)～(c_3) 8 周；(d_1)～(d_3) 12 周

孔内富集较多的血样物质［图 5-17(a_3)］。4 周时，UMAO/PLGA 种植体的纤维结缔组织条带变小，有少量的红色骨基质出现［图 5-17(b_1)］。界面处纤维组织，向内侧可见骨钙化线，骨细胞沉积，形成少量的骨陷窝［图 5-17(b_2)］。孔内富集的血样物质不断矿化，形成少量的骨钙化线［图 5-17(b_3)］。8 周时，粉红色骨基质连接成片，部分结缔组织消失［图 5-17(c_1)］。消失的结缔组织不断钙化，构建新骨的哈弗结构［图 5-17(c_2)］。孔内长入更多的肉芽组织，并不断钙化，向成骨化方向发展［图 5-17(c_3)］。与 UMAO 种植体相比，UMAO/PLGA 种植体整体炎症细胞较少，促成骨能力增强。在 12 周时，可见哈弗骨板

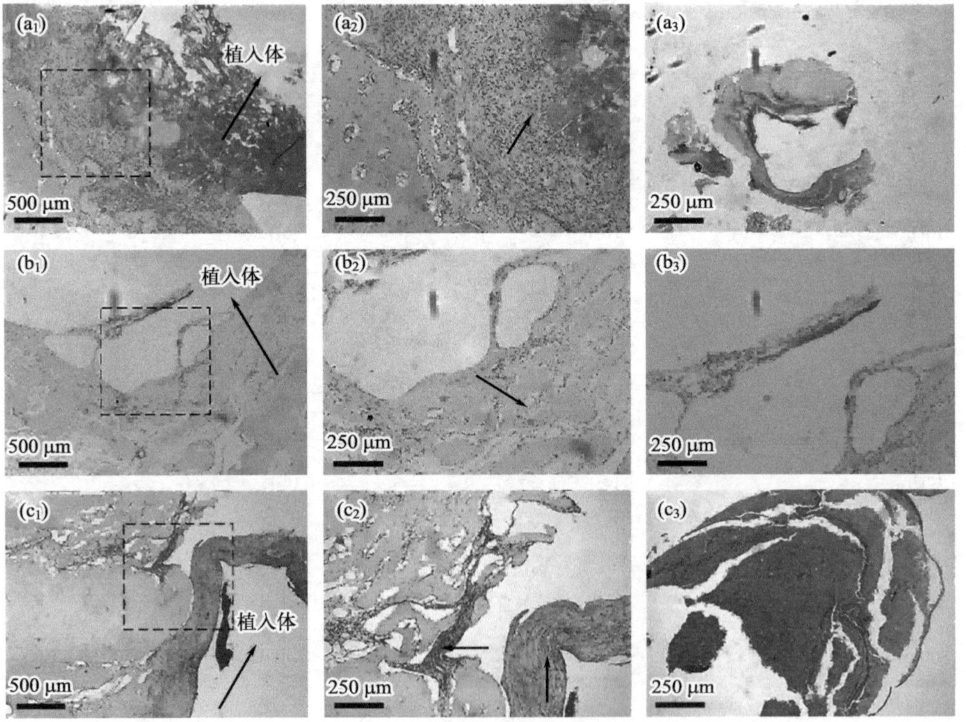

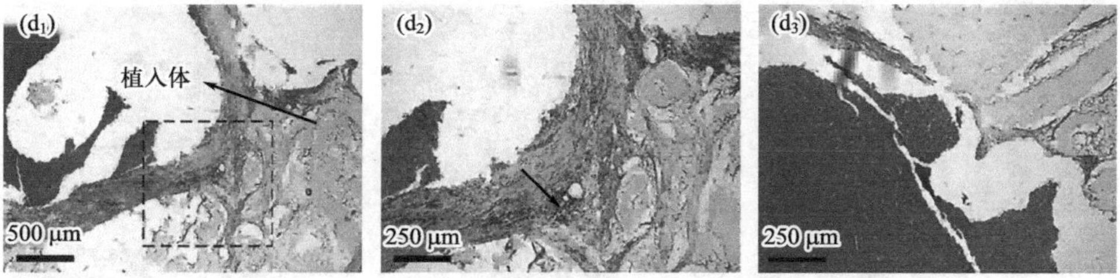

图 5-17 UMAO/PLGA 植入后 HE 图

$(a_1)\sim(a_3)$ 2 周；$(b_1)\sim(b_3)$ 4 周；$(c_1)\sim(c_3)$ 8 周；$(d_1)\sim(d_3)$ 12 周

结构改建区，但是未见到哈弗骨板结构建成区。表明 UMAO/PLGA 种植体抗炎和成骨效果优于 UMAO 组，但骨缺损部位未完成修复，提示 UMAO/PLGA 种植体对骨缺损修复作用有限。

图 5-18 为 UMAO/PLGA-BR 3.0 种植体在 4 个种植时间段内放大 50 倍和 100 倍的 HE 染色形貌图。2 周时，UMAO/PLGA-BR 3.0 种植体和组织之间形成一层均匀、致密的组织层，组合层不同于同时期 UMAO 和 UMAO/PLGA 种植体的结缔组织，与基体结合紧密［图 5-18(a_1)］。组织层内细胞分化成成骨细胞，在界面处产生类骨质［图 5-18(a_2)］。孔内长入大量肉芽组织，边缘处的肉芽组织不断向内成骨化方向发展［图 5-18(a_3)］。4 周时，UMAO/PLGA-BR 3.0 种植体和组织之间形成层加宽，纤维结缔组织基本消失，有更多的骨陷窝形成［图 5-18(b_1)］。未见炎症细胞，在黑色箭头处可见大量成骨细胞构建骨组织［图 5-18(b_2)］。孔内长入组织不断增多，逐渐连接成片，边缘处向中心不断成骨化［图 5-18(b_3)］。8 周时，UMAO/PLGA-BR 3.0 种植体与组织界面处结缔组织减少，逐渐矿化为骨小梁结构，并呈岛状分布，为哈弗结构的改建期［图 5-18(c_1)］。骨原细胞分化成成骨细胞，成骨细胞在表面产生类骨质，积极参与哈弗骨板结构的构建［图 5-18(c_2)］。孔内组织连接成片，形成骨化中心，不断进行钙化，构建骨结构［图 5-18(c_3)］。12 周时，UMAO/PLGA-BR 3.0 种植体界面处可见已建成的哈弗骨板结构，并连接成片，不断向中心钙化［图 5-18(d_1)］。放大后可见肥大的骨细胞发生凋亡形成骨陷窝，逐渐矿化形成密质骨，建成哈弗骨板结构［图 5-18(d_2)］。在孔内可见大部分组织已建成哈弗骨板结构，小部分处于哈弗骨板结构构建期［图 5-18(d_3)］。与 UMAO 和 UMAO/PLGA 种植体相比，未见炎症细胞，孔内外均有明显的骨结构生成，这表明 UMAO/PLGA-BR 3.0 种植体在体内具有显著的抗菌性能和骨诱导性能。

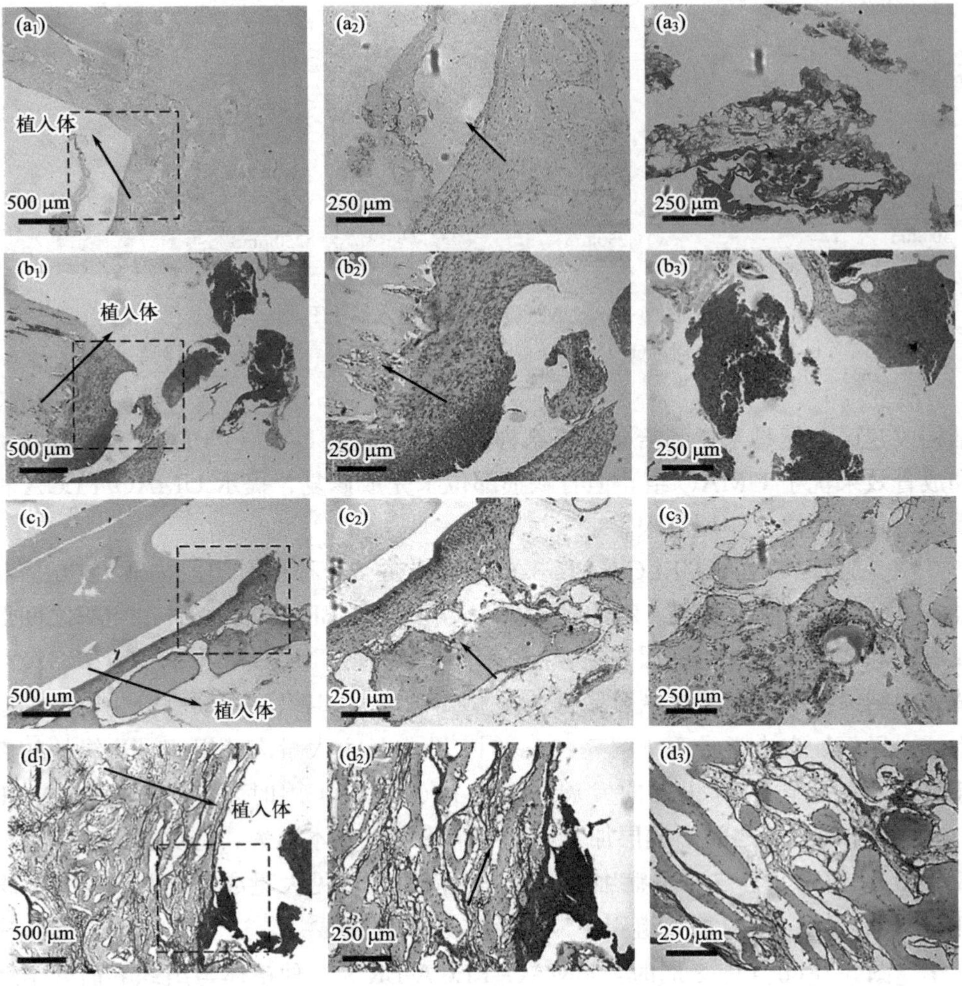

图 5-18 UMAO/PLGA-BR 3.0 植入后 HE 图

(a_1)～(a_3) 2 周；(b_1)～(b_3) 4 周；(c_1)～(c_3) 8 周；(d_1)～(d_3) 12 周

5.8.2 免疫组化分析

UMAO 种植体不同时期 BMP-2 和 TGF-β 蛋白表达见图 5-19。2 周时，新生组织为极弱阳性表达［图 5-19(a_1)，(a_2)］。UMAO 种植体 4 周时周围纤维细胞及骨痂表面成骨细胞呈弱阳性表达，孔内纤维细胞及成骨细胞呈极弱阳性表达［图 5-19(b_1)，(b_2)］。8 周时种植体周围及孔内部，骨痂及成骨细胞呈阳性表达［图 5-19(c_1)，(c_2)］。12 周时，种植体界面处和组织之间结缔组织钙化呈阳性表达，形成新生骨。孔内组织不断钙化，BMP-2 和 TGF-β 呈阳性表达［图 5-19(d_1)，(d_2)］。

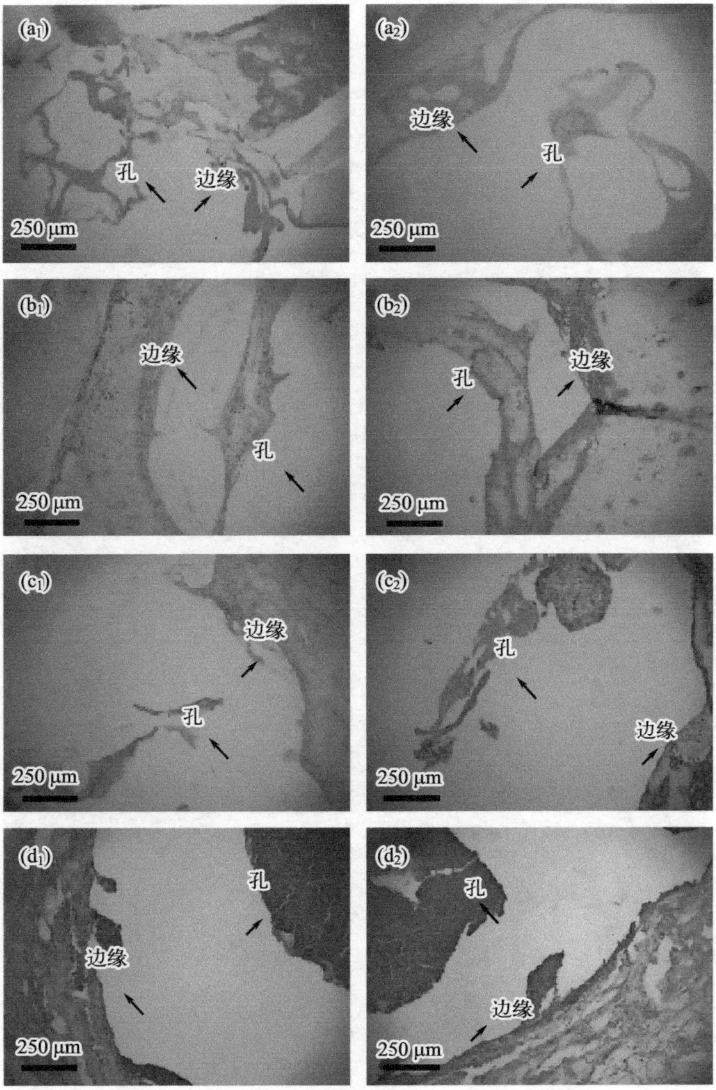

图 5-19 UMAO 组 BMP-2 和 TGF-β 蛋白表达

(a_1)，(a_2) 2 周；(b_1)，(b_2) 4 周；(c_1)，(c_2) 8 周；(d_1)，(d_2) 12 周

图 5-20 为 UMAO/PLGA 种植体周围及孔内组织 BMP-2 和 TGF-β 免疫组化表达。UMAO/PLGA 种植体 2 周时，周围组织及孔内组织为弱阳性表达［图 5-20(a_1)，(a_2)］。UMAO/PLGA 种植体种植 4 周时，周围及孔内的成纤维细胞及成骨细胞呈阳性表达［图 5-20(b_1)，(b_2)］，此时成骨能力较强。8 周时，周围及孔内的成纤维细胞和成骨细胞为弱阳性表达［图 5-20(c_1)，(c_2)］，此时成骨能力降低。12 周时，新生组织趋向成熟，BMP-2 和 TGF-β 为强阳性表达。

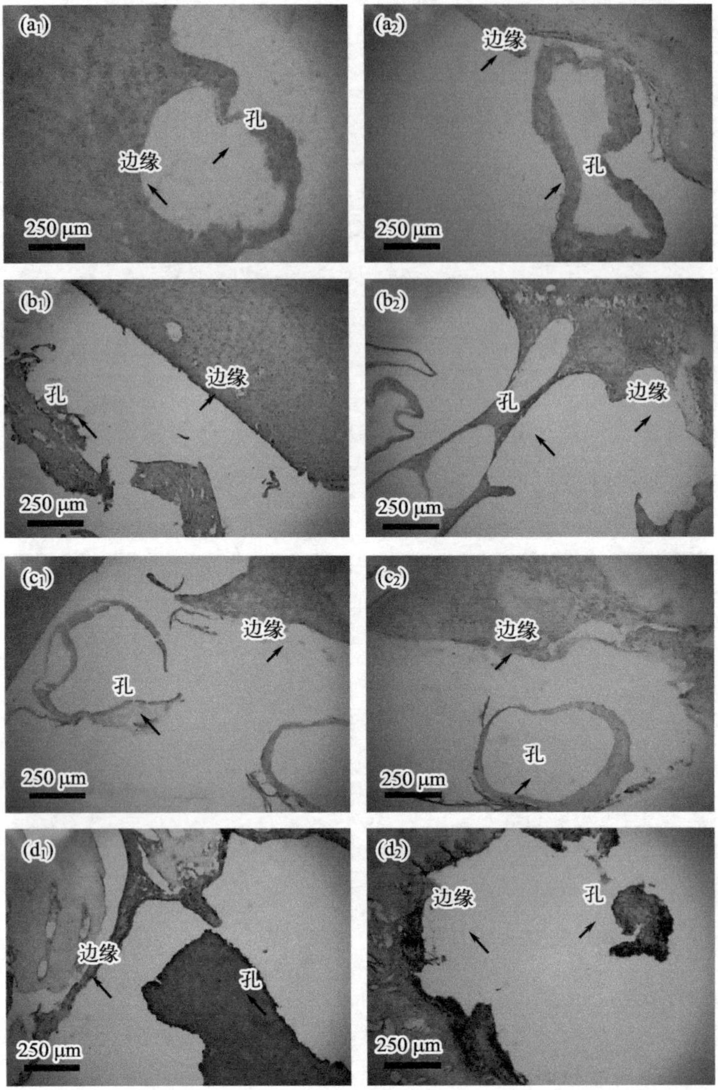

图 5-20　UMAO/PLGA 组 BMP-2 和 TGF-β 蛋白表达

(a_1)，(a_2) 2 周；(b_1)，(b_2) 4 周；(c_1)，(c_2) 8 周；(d_1)，(d_2) 12 周

图 5-21 为 UMAO/PLGA-BR 3.0 种植体周围及孔内组织 BMP-2 和 TGF-β 免疫组化表达。UMAO/PLGA-BR 3.0 组 2 周，纤维和细胞为阳性表达。UMAO/PLGA-BR 3.0 种植体种植 4 周时，BMP-2 和 TGF-β 成骨活跃，有大量的骨细胞和新生骨基质，骨痂中的成骨细胞呈强阳性表达，新生成的骨基质呈强阳性着色［图 5-21(b_1)，(b_2)］。UMAO/PLGA-BR 3.0 组 8 周，新生组织趋向成熟，成骨细胞强阳性表达。UMAO/PLGA-BR 3.0 种植体种植 12 周时，周围

及孔内组织连接成片，骨小梁结构逐渐矿化，不断向中心钙化，逐渐矿化形成密质骨，建成哈弗骨板结构，骨细胞和成骨细胞为阳性表达［图 5-21(d_1)，(d_2)］。相比于 UMAO 和 UMAO/PLGA 种植体，UMAO/PLGA-BR 3.0 种植后，骨细胞及成骨细胞的 BMP-2 和 TGF-β 表达能力强，且强阳性表达时间长，表明 UMAO/PLGA-BR 3.0 种植体种植后，更有利于骨组织的长入，具有较好的成骨能力。

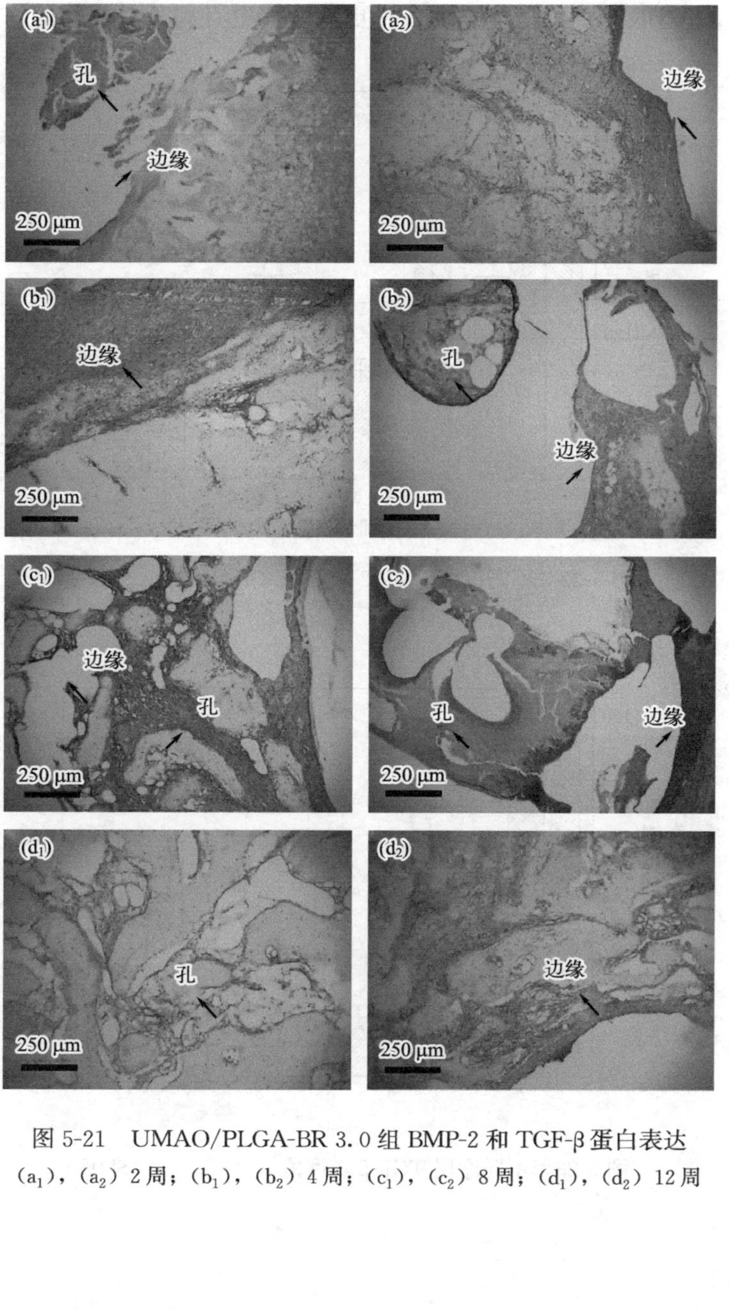

图 5-21　UMAO/PLGA-BR 3.0 组 BMP-2 和 TGF-β 蛋白表达

(a_1)，(a_2) 2 周；(b_1)，(b_2) 4 周；(c_1)，(c_2) 8 周；(d_1)，(d_2) 12 周

不同涂层 BMP-2 和 TGF-β 灰度值见图 5-22 和图 5-23。2 周、4 周、8 周时，UMAO/PLGA-BR 3.0 种植体在不同时间 BMP-2 和 TGF-β 表达的平均灰度值均低于 UMAO 和 UMAO/PLGA 组，UMAO/PLGA-BR 3.0 组在 4 周强阳性表达。12 周时，BMP-2 和 TGF-β 表达的平均灰度值略高于 UMAO/PLGA 组，这是因为 12 周时 UMAO/PLGA-BR 3.0 骨结构已经建成，而 UMAO/PLGA 组正在构建骨结构，所以表达相对较强。灰度值结果表明，UMAO/PLGA-BR 3.0 种植体表面及孔内的新骨生成能力强于 UMAO 和 UMAO/PLGA 两组，UMAO/PLGA-BR 3.0 种植体早期成骨更活跃，更有利于骨损伤的修复。

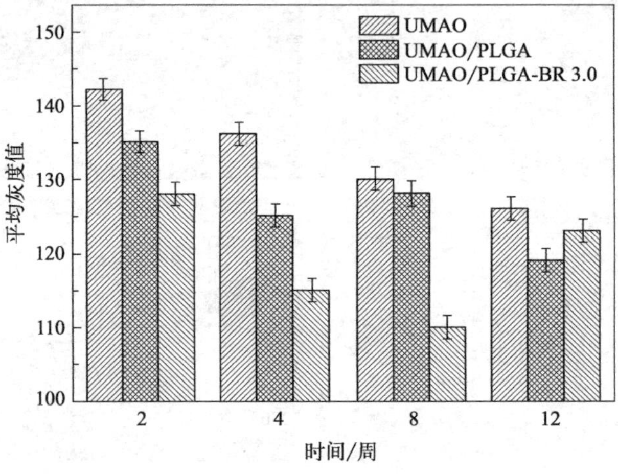

图 5-22　不同涂层 BMP-2 灰度值（$n=5$；$x\pm$ SD）

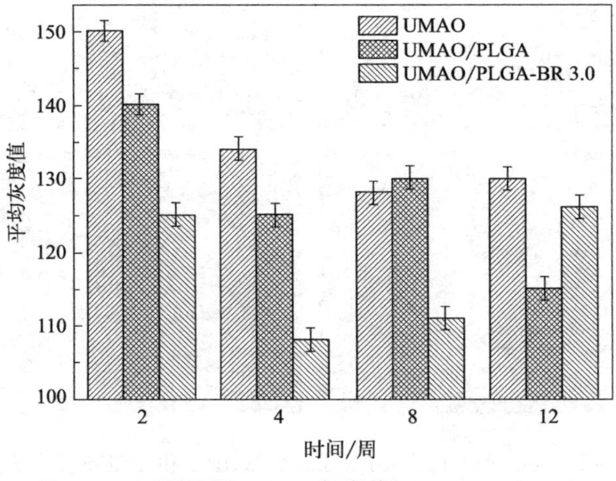

图 5-23　不同涂层 TGF-β 灰度值（$n=5$；$x\pm$ SD）

5.9 种植体与骨界面整合机理

UMAO/PLGA-BR 种植体骨整合机理见图 5-24。包含磷灰石矿化和成骨细胞促骨形成两部分。磷灰石矿化：UMAO/PLGA-BR 种植体中的 PLGA 和药物 BR 发生部分溶解后，使涂层表面变得粗糙，为 Ca^{2+} 和 ${HPO_4}^{2-}$ 沉积提供空间。同时，PLGA 和 BR 降解后释放出的 OH^-，可以与 Ca^{2+} 和 ${HPO_4}^{2-}$ 结合，逐渐形成磷灰石，磷灰石不断矿化，形成骨组织。成骨细胞促骨形成：体外细胞实验证实，UMAO/PLGA-BR 种植体中的 BR 可以促进 ALP、BMP-2、TGF-β 分泌。ALP、BMP-2、TGF-β 的增加，促进骨髓间充质干细胞向成骨细胞转化，成骨细胞不断富集，加速骨形成。另外，黄连素在抗菌消炎的同时，还能刺激 BMP-2 和 TGF-β 表达，两基因表达可刺激巨噬细胞由 M1 向 M2 转化，而 M2 巨噬细胞具有抗菌消炎作用同时，还具有促进成骨细胞增殖分化的作用。综上可知，以上三种机制同时使 UMAO/PLGA-BR 种植体具有更好的诱导成骨能力。

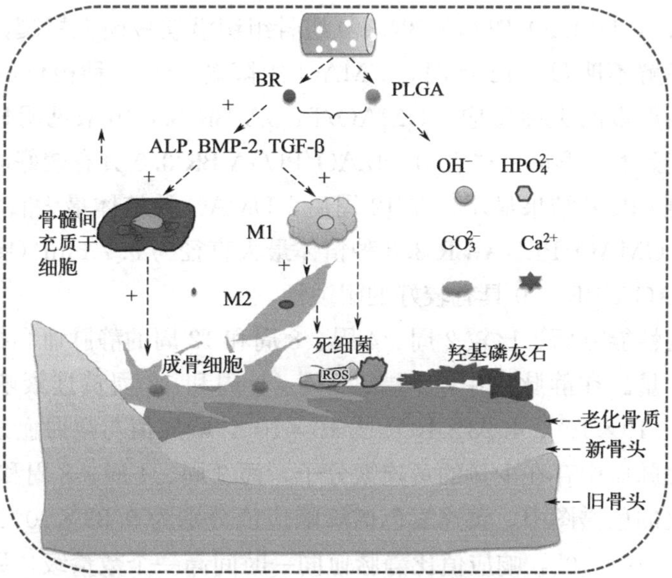

图 5-24 UMAO/PLGA-BR 种植体骨整合机理图

5.10 讨论

研究发现，骨再生是个复杂的生理修复过程，涉及多种细胞。其中，新生血管的形成与骨修复关系紧密[7,8]。在材料中，新生血管的长入可以为骨修复过程输送营养、细胞及生长因子，能有效促进骨损伤的修复和重建。选择仿生骨涂层，一方面有利于血管长入而促进植入材料的血管化，进而促进骨损伤的再生和整合；另一方面内部仿骨结构为组织的长入提供空间，新骨与种植体嵌合，可以提高种植体的稳定性。在植入体中，材料对细胞无毒已不足以满足需求。植入体与周围组织之间的相互作用是植入体功能化构建的重要因素。而体内实验是评价植入体安全性、功能性的重要依据。

安全性评价方面，一方面检测种植体降解在体内的代谢稳定性，未见毒性（图 5-2 和图 5-3）。另一方面收集 2 周、4 周、8 周、12 周实验动物重要器官制作切片，HE 染色切片显示，各时间点的心脏、肝脏、肾脏、肺等器官均呈现正常的组织形态，证明 UMAO/PLGA/BR 3.0 体系具有良好的组织相容性，对动物体内重要内脏器官未产生明显的毒副作用，材料的安全性较好（图 5-4）。

耐蚀性能方面，从不同时间 UMAO、UMAO/PLGA、UMAO/PLGA-BR 3.0 各组标本的大体形貌（图 5-1）可以看出。4 周时，UMAO 组植入体开始降解，8 周时，UMAO 种植体降解严重，并对周围骨组织产生溶骨现象。与 UMAO 组相比，UMAO/PLGA-BR 3.0 组骨组织沿镁板向上攀爬，与周围骨结合较紧密，降解不明显。12 周时，UMAO 组降解严重，种植体的整体形貌破损，并且产生严重的炎症反应。UMAO/PLGA-BR 3.0 组未见明显降解，并在种植体外围有新生骨形成。这表明 UMAO/PLGA-BR 3.0 具有较好的耐蚀性和骨整合性。同时 CBCT 结果显示，在 12 周后，UMAO 种植体最大直径为 9.0 mm（图 5-7），而 UMAO/PLGA-BR 3.0 种植体最大直径为 9.7 mm（图 5-9），也表明 UMAO/PLGA-BR 3.0 具有较好的耐蚀性。

体内释药性能方面，比较 2 周、4 周、8 周和 12 周的静脉血和植入部位局部血中黄连素含量。在静脉血中，2 周、4 周、8 周和 12 周黄连素响应值分别为 9.43×10^5、5.10×10^5、4.23×10^5、2.10×10^5，响应值与空白血浆在同一数量级，说明在静脉血中存在少量的黄连素分子，而 2 周、4 周、8 周和 12 周的植入体周围局部血的色谱图中，黄连素色谱峰响应值分别为 9.83×10^6、6.20×10^6、3.34×10^6、1.49×10^6，响应值比静脉血同一时间高一个数量级，局部血液中存在大量的黄连素药物分子，这是制备的缓释体系，在局部不断释放黄连素。表明构建的 UMAO/PLGA-BR 3.0 控释体系，能解决骨损伤长期口服抗菌消炎药物所导致的依从性差、“全身高浓度、局部低浓度”且长期用药对肝肾功能造成损害的问题。

抗菌性能方面，在判断体内炎症的严重程度时，血常规检测是临床最常用的手段之一。本实验对 UMAO、UMAO/PLGA 和 UMAO/PLGA-BR 3.0 每组内的实验动物，每周耳缘静脉采血，进行血常规测定，记录血液中中性粒细胞的变化情况（图5-5）。在术后第1周，各组的中性粒细胞都显著上升，这也主要是由手术应激反应引起的。UMAO/PLGA-BR 3.0组在8周之后，中性粒细胞数趋于稳定，且在三组中数目最少，中性粒细胞数趋于正常水平。可以证明植入UMAO/PLGA-BR 3.0植入体后，动物体内炎症与感染得到控制。另外，种植不同时间的组织切片HE染色结果显示，UMAO植入体周围炎症细胞较多，而UMAO/PLGA-BR 3.0种植体很少见炎症细胞（图5-16～图5-18），也表明UMAO/PLGA-BR 3.0植入体在体内具有较好的抗菌性能。

骨整合性能方面，首先通过CBCT图像观察不同植入体周围长入的肉芽组织或者矿化组织的多少，判断骨整合性。CBCT结果显示在不同时间段内，UMAO/PLGA-BR 3.0组均较UMAO组骨密度高，低密度透射影像小（图5-7～图5-9），说明PLGA-BR 3.0涂层具有更好的骨整合能力。再通过SEM及能谱分析，比较各组种植体的骨整合能力，SEM结果显示在不同时间段，UMAO/PLGA-BR 3.0组均比UMAO和UMAO/PLGA组新生骨组织多（图5-10～图5-12），说明随时间的延长，UMAO/PLGA-BR 3.0涂层成骨更加活跃，愈合能力更强。元素分析结果显示，12周时，UMAO/PLGA-BR 3.0组新生骨组织的宽度继续增加，并有部分与基体发生融合，部分新生骨组织已矿化成连续的老骨。能谱分析可见各时间点UMAO/PLGA-BR 3.0组Ca、P元素条带最宽且亮度最明显，表明其诱导新骨形成能力强。再进行病理学组织分析，12周组织切片HE染色结果显示，UMAO组种植体周围及孔内形成一定量组织，外围部分组织钙化，正逐渐形成骨化中心，但未见明显骨样物质生成（图5-16）。在12周时，UMAO/PLGA种植体可见哈弗骨板结构改建区，但是未见到哈弗骨板结构建成区，表明UMAO/PLGA种植体对骨缺损修复作用有限（图5-17）。12周时，UMAO/PLGA-BR 3.0种植体和组织界面处可见已建成的哈弗骨板结构，并连接成片，不断向中心钙化（图5-18）。最后通过免疫组化分析各种植体骨的整合能力，在不同时间UMAO/PLGA-BR 3.0种植体BMP-2和TGF-β表达平均灰度值均明显低于UMAO和UMAO/PLGA种植体，表明UMAO/PLGA-BR 3.0种植体具有较好的骨整合能力。这些都表明UMAO/PLGA-BR 3.0种植体具有良好的应用前景。

5.11 本章小结

① 镁在体内的降解主要通过尿液代谢。血液及尿液中镁离子代谢处于正常范围之内，3种种植体在实验动物体内代谢稳定，无生物毒性。HE染色切片显

示，各时间点的心脏、肝脏、肾脏、肺等器官均呈现正常的组织形态，镁离子溶出和涂层的降解对动物体内重要内脏器官未产生明显的毒副作用。

② 体内释药检测结果，在 2 周、4 周、8 周和 12 周静脉血中黄连素响应值分别为 9.43×10^5、5.10×10^5、4.23×10^5、2.10×10^5。相同时间植入体周围局部血液中，黄连素色谱峰响应值分别为 9.83×10^6、6.20×10^6、3.34×10^6、1.49×10^6，局部血液中存在大量的黄连素药物分子，符合“全身低浓度、局部高浓度”的特点。血液中中性粒细胞数在 UMAO/PLGA-BR 3.0 组最少，表明动物体内炎症与感染得到控制。

③ 种植体截面及孔内的扫描电镜及能谱分析结果，种植 2～12 周内 UMAO 种植体降解过快，与骨之间形成较大的空隙。UMAO/PLGA 种植体表现出良好的骨整合型。UMAO/PLGA-BR 3.0 新生骨组织的宽度最大，Ca、P 元素条带最宽，其诱导新骨形成能力强。

④ 种植体 CBCT 结果显示：UMAO/PLGA-BR 3.0 与 UMAO、UMAO/PLGA 种植体相比，降解速率较低。在 12 周时，UMAO/PLGA-BR 3.0 种植体表面诱导更多的 Ca、P 沉积，阻止种植体进一步腐蚀，黄连素的加入进一步诱导骨生长。

⑤ 在相同时间 12 周，UMAO 对照组中未见明显骨样物质生成；UMAO/PLGA 组可见哈弗骨板结构改建区；UMAO/PLGA-BR 3.0 种植体和组织界面处已建成的哈弗骨板结构，连接成片向中心钙化。各种植体骨整合能力免疫组化分析，UMAO/PLGA-BR 3.0 种植体 BMP-2 和 TGF-β 表达平均灰度值均明显低于 UMAO 和 UMAO/PLGA，表明其具有很好的骨整合能力。

参考文献

［1］ Quek J，Vizetto-Duarte C，Teoh S H，et al. Towards Stem Cell Therapy for Critical-Sized Segmental Bone Defects：Current Trends and Challenges on the Path to Clinical Translation［J］. J Funct Biomater，2024，15（6）：135-143.

［2］ Sillmann M Y，Eber P，Orbeta E，et al. Milestones in Mandibular Bone Tissue Engineering：A Systematic Review of Large Animal Models and Critical-Sized Defects［J］. Clinical Medicine，2025，14（8）：2717-2723

［3］ Morizane K，Shikinami Y，Fujibayashi S，et al. Implantable composite devices of unsintered hydroxyapatite and poly-l-lactide with dispersive marbling morphology to enhance in vivo bioactivity and bioresorbability［J］. MAT SCI ENG C-MATER，2018，97（3）：698-706.

［4］ Raj V，S S，Vignesh V R，et al. Structure-property-biocompatibility interplay in heat-treated WE43 magnesium alloy［J］. Materials Chemistry and Physics，2026，348（2）：131623-131643.

［5］ Fujii Y，Yoshida T，Sato A，et al. Platelet-rich fibrin-conditioned medium promotes osteogenesis of dental pulp stem cells through TGF-β and PDGF signaling［J］. Regen Ther，2025，30（12）：

100-106.

[6] Miyamoto K, Miyagi S, Yoshikawa R, et al. Krüppel-like factor 4 regulates cellular proliferation and differentiation in human bone marrow-derived mesenchymal stem cells. Biochem Biophys Rep [J]. 2025, 44 (3): 102241-102249.

[7] Liu M Y, Ma Y X, Chen L, et al. Enhancing Bone Regeneration: The Role of Biomimetic Silicified Collagen Scaffold in Osteogenesis and Angiogenesis [J]. J Biomed Mater Res A, 2025, 113 (7): 37954-37961.

[8] 周鑫磊，项芸，张伟健，等．镁基金属生物涂层材料在骨修复领域的研究现状 [J]. 齐齐哈尔医学院学报，2021，42 (24)：2189-2193.